Das tut den Gelenken gut

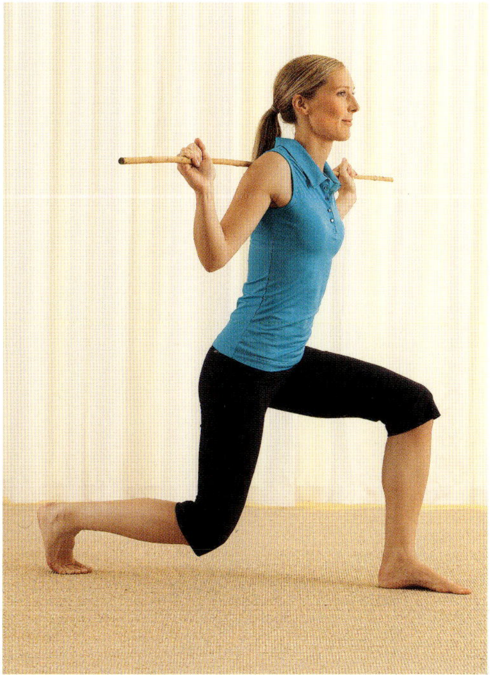

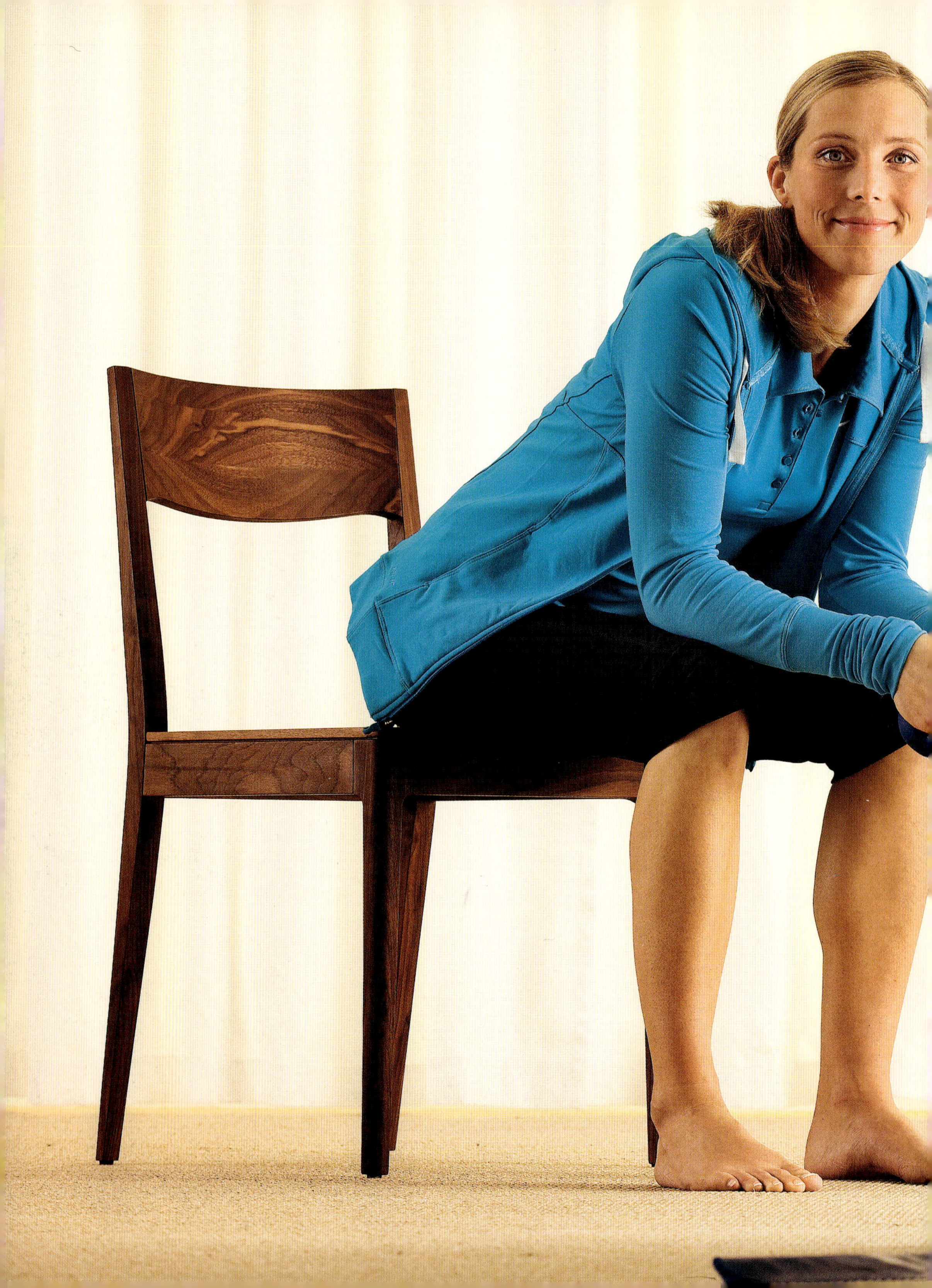

DR. MED.
CHRISTIAN JESSEL

Das tut den Gelenken *gut*

Das Aktiv-Programm gegen Arthrose

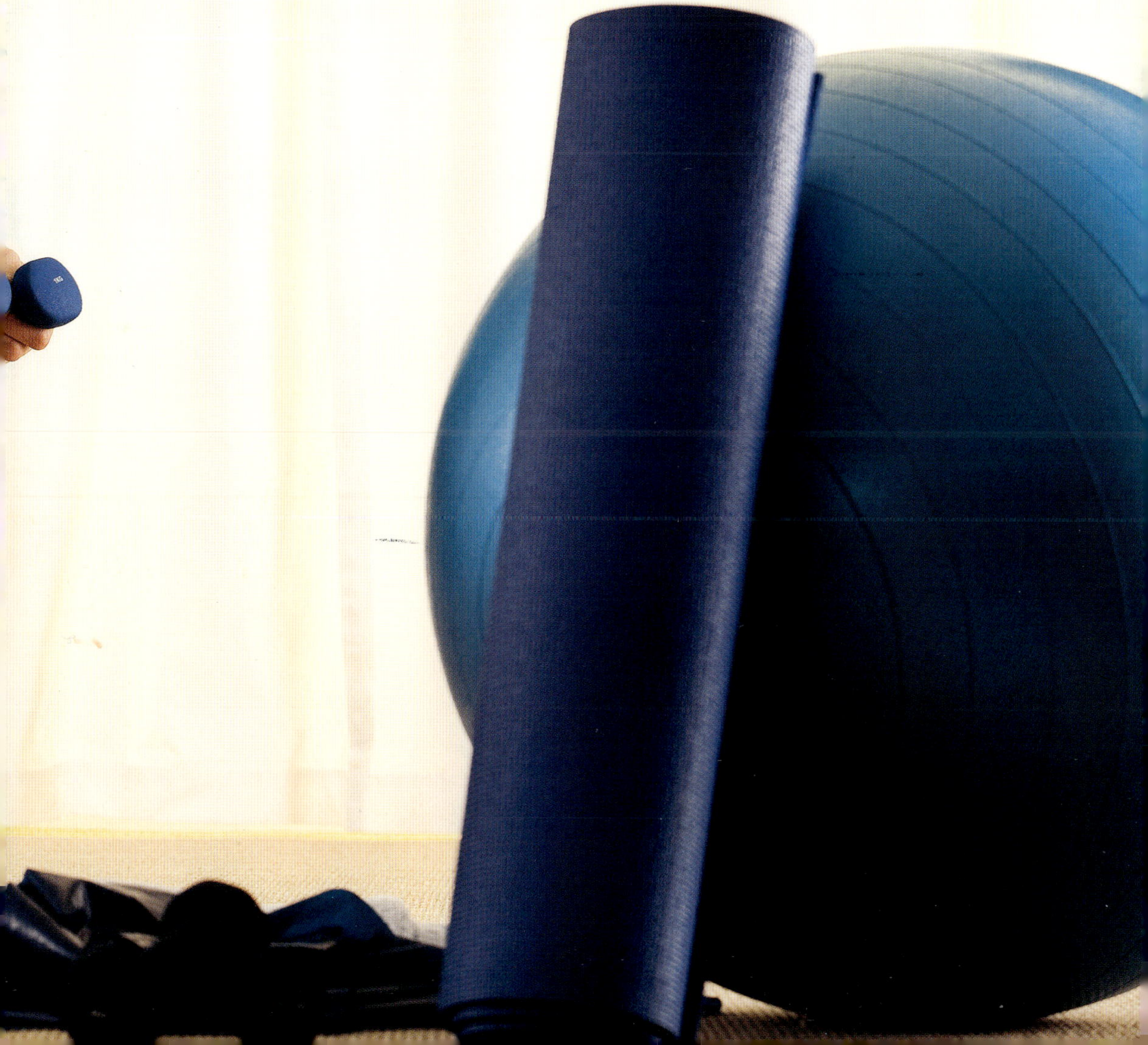

Was Sie in diesem Buch finden

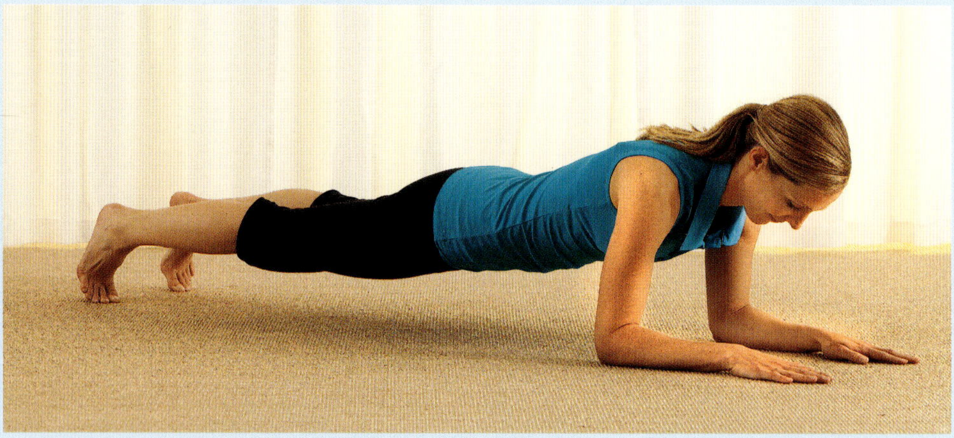

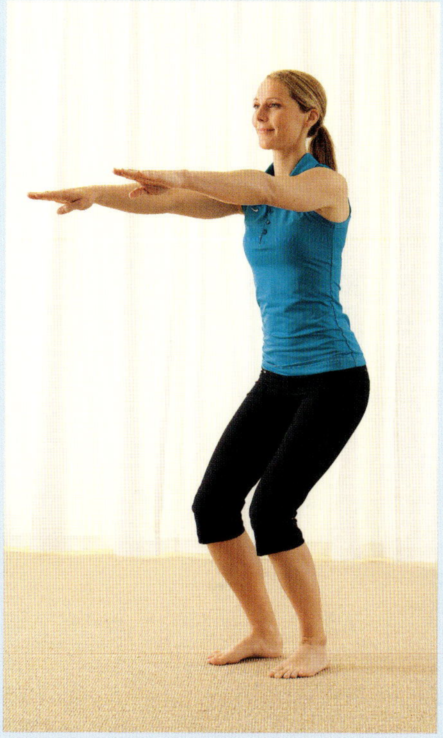

Der aktive Weg zu schmerzfreien Gelenken

Jede zweite Frau und jeder zweite Mann zwischen 30 und 50 Jahren leidet an den Folgen einer beginnenden Arthrose. Obwohl die Arthrose so weit verbreitet ist, gibt es keine Spezialisten auf diesem Gebiet. Die Behandlung ist den verschiedenen Fachärzten zugeteilt. Oft haben Ärzte jedoch keine Zeit, den Patienten das Krankheitsbild ausführlich zu erklären, dabei steht für den interessierten Patienten das Verstehen, insbesondere aber das aktive Behandeln der Erkrankung durch ein selbstständiges Übungsprogramm an oberster Stelle.

Früherkennung – das A und O

»Arthrose« heißt so viel wie »Gelenkverschleiß«, dabei wird auch deutlich, dass es sich nicht um ein Krankheitsbild im üblichen Sinne handelt. Es ist vielmehr ein Alterungsprozess der Gelenkoberflächen (Gelenkknorpel), der aufgrund vieler Faktoren und Einflüsse bei dem einen eher auftritt und bei dem anderen sich erst später entwickeln kann. Die ersten Anzeichen der Arthrose zu erkennen, um frühzeitig dem drohenden Verlauf entgegenzuarbeiten, ist von entscheidender Bedeutung. Leichte Schmerzen am betroffenen Gelenk, Überwärmung und Schwellungen können die ersten Zeichen sein, die lange vor einer echten fassbaren Gelenkveränderung auftreten. Am Ende steht das völlige Aufbrauchen der Gelenkflächen und somit die Zerstörung des Gelenkes. Bevor es jedoch so weit kommt, haben Sie die Chance, diesem Prozess aktiv entgegenzutreten und Ihre Beweglichkeit zu erhalten.
Die Arthrose ist ein langsamer Prozess in den Gelenken, der erst dann echten Krankheitswert erlangt, wenn Schmerzen und Bewegungseinschränkung zunehmen. Wie zuvor angedeutet, ist der Abbau der Gelenkoberflächen und damit des Gelenkknorpels charakteristisch für die Arthrose. Wenn also Gelenke überlastet oder fehlbelastet sind, beispielsweise das Kniegelenk oder das Hüftgelenk, entstehen mit der Zeit Oberflächen, die nicht mehr reibungsfrei aufeinandergleiten, sondern »knirschend« übereinanderlaufen, ähnlich einem Scharnier, in das man Sand hineingestreut hat.

Die Ursachen bekämpfen

Einer der häufigsten Gründe für eine Überlastung der Gelenke ist Übergewicht. Man kann allgemein sagen, dass durch jedes Kilogramm Übergewicht die tragenden Gelenke ein wenig schneller verschleißen. Hinzu kommt, dass Übergewicht die Bewegung stört und somit die optimale Vorbeugung gegen eine Arthrose verhindert.
Eine vollwertige, möglichst fettarme Kost ist nicht nur entscheidend für allgemeines Wohlbefinden, sondern trägt vor allem dazu bei, einer Überlastung der Gelenke durch Übergewicht entgegenzutreten.

Bekannt ist auch, dass Rauchen zu einer Verengung und Schädigung der Blutgefäße führt. Dies ist im Hinblick auf eine Arthroseentstehung von Bedeutung. Durch die schlechtere Durchblutung des Bindegewebes kommt es zu frühzeitigem Verschleiß. Auch die gut durchblutete Schleimhaut kann ihrem schützenden Effekt durch »Schmierebildung« nicht mehr ausreichend nachkommen.

Osteoporose – wenn die Knochen schwach werden

Die Osteoporose, also der »Knochenschwund«, wird von der Weltgesundheitsorganisation (WHO) neben der Zuckerkrankheit (Diabetes mellitus) als eines der größten Gesundheitsprobleme weltweit erachtet – auch die Zahl der Osteoporosekranken hierzulande steigt stetig. Die die Knochenstabilität beeinträchtigende Erkrankung kann man heute bereits im Anfangsstadium sicher diagnostizieren und dann eine entsprechende Behandlung einleiten sowie vorhandene Risikofaktoren minimieren. Da Osteoporose häufig bei Bewegungsmangel auftritt, ist es sinnvoll, sich durch regelmäßiges Training vor der Krankheit zu schützen bzw. eine bereits vorhandene Osteoporose zu lindern. Die in diesem Buch mit ◎ gekennzeichneten Übungen sind speziell dafür geeignet.

Das vorliegende Buch soll Ihnen Informationen über die verschiedenen Ursachen der Arthrose – und auch der Osteoporose – liefern und neben allgemeinen Vorbeugemaßnahmen ein leicht durchzuführendes Übungsprogramm zur Dehnung und Kräftigung von Muskeln und Gelenken an die Seite geben.

Dr. med. Christian Jessel, Orthopädische Praxisklinik Flughafen München

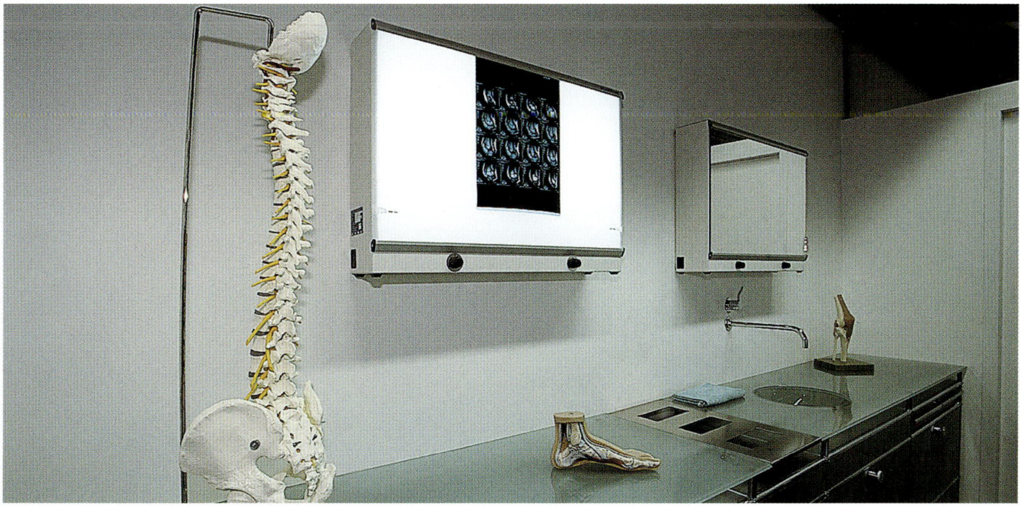

Differenzierte Arthrosetherapien gehören in einer modernen Praxis heute zum Standard.

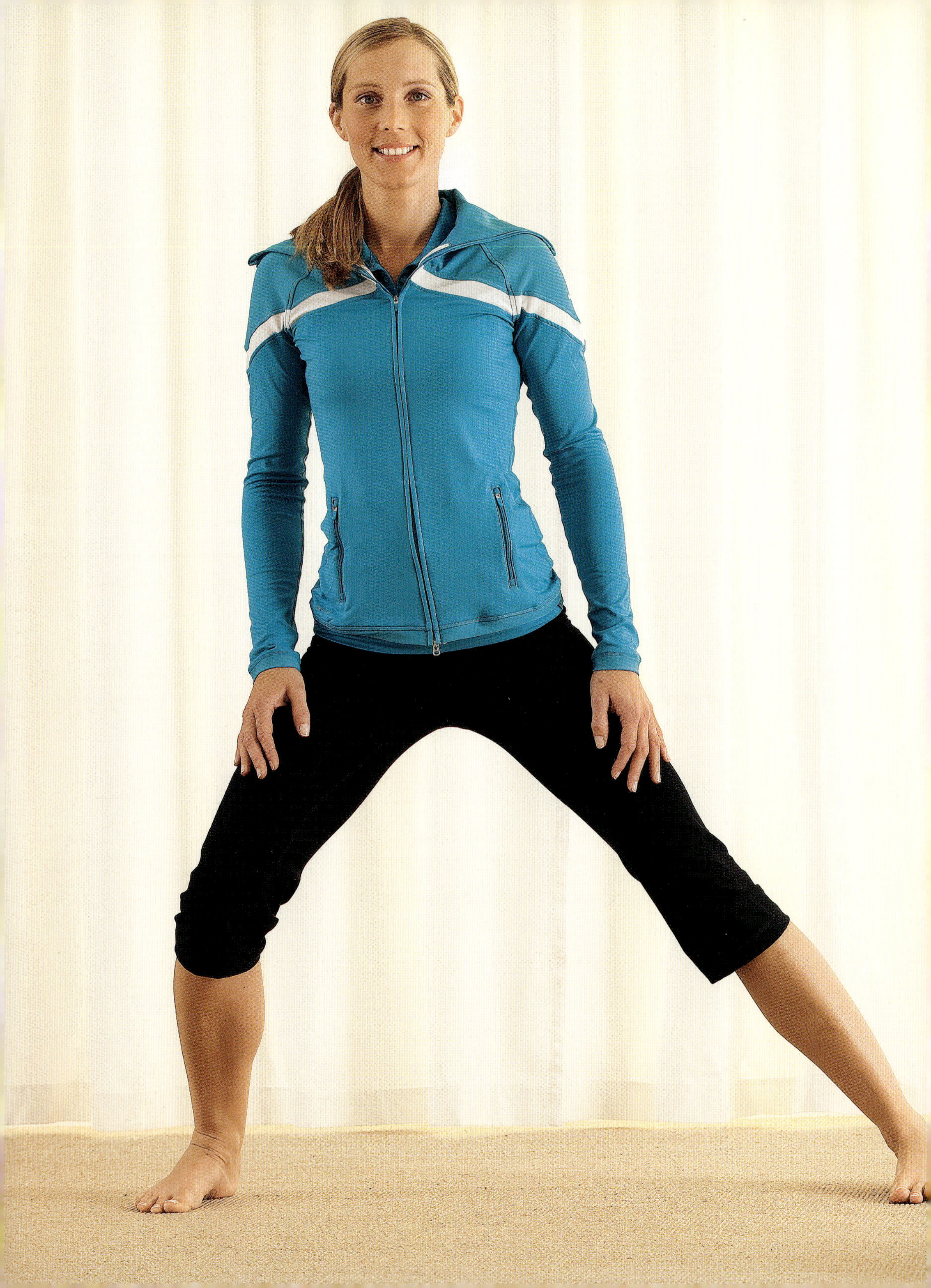

Arthrose verstehen und erfolgreich behandeln

Arthrose ist eine der fünf häufigsten Diagnosen, die in einer Arztpraxis gestellt werden. Aber was verbirgt sich eigentlich hinter dieser Krankheit? Was verursacht eine Arthrose? Welche Risikofaktoren gibt es? Welche typischen Warnzeichen gilt es zu beachten? Welche Untersuchungen macht der Arzt? Welche Behandlungsmöglichkeiten gibt es? Und vor allem: Was kann man selbst tun?

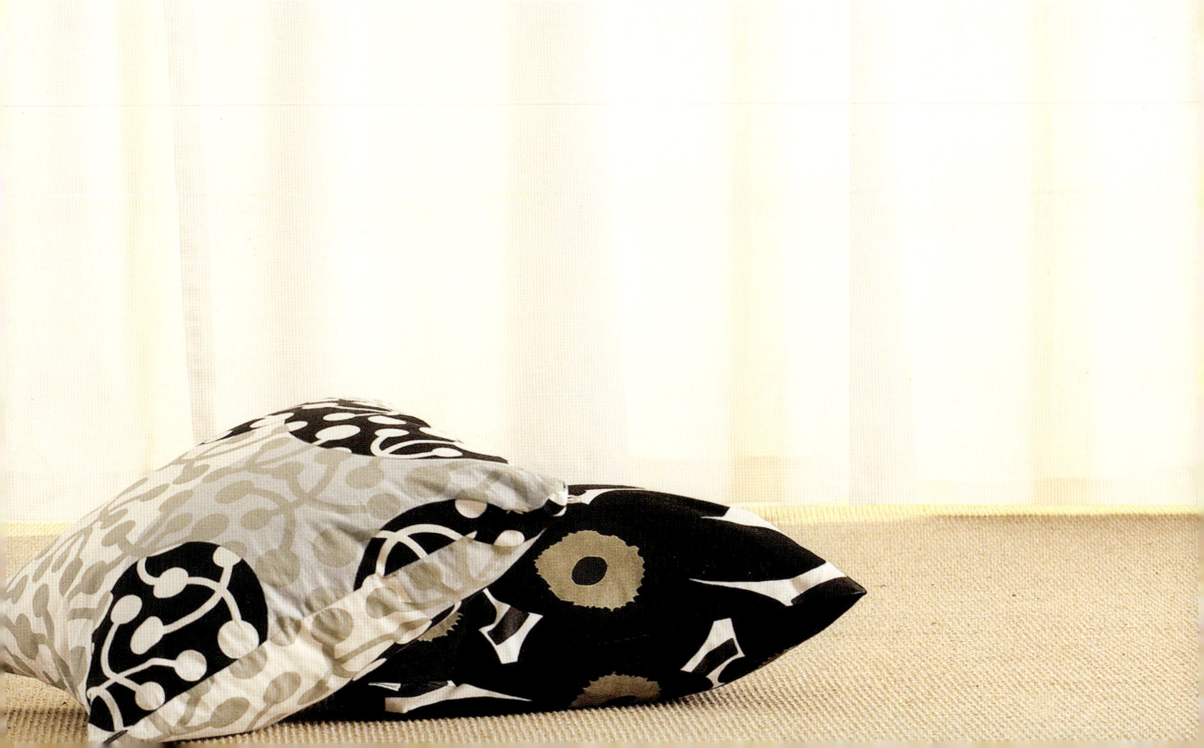

Was ist eigentlich eine Arthrose?

Der Begriff »Gelenkverschleiß« oder »Gelenkflächenabrieb« beschreibt den Zustand der Arthrose recht genau. Somit wird auch verständlich, dass man unterscheiden muss zwischen einem normalen Alterungsprozess der Gelenke und einer über dieses Maß hinausgehenden Arthrose, die eine schmerzhafte Erkrankung darstellt. Man weiß heute sehr genau, dass diese schmerzhaften Arthrosegelenke durch wiederholt auftretende Entzündungen der Gelenkinnenflächen entstehen. Ursachen für diese Entzündungen wiederum können neben falscher Ernährung (führt z. B. zu erhöhter Harnsäure) zu starke Belastung durch Übergewicht, aber auch genetische Faktoren sein. Es erscheint daher durchaus sinnvoll, sich bei gehäuft auftretenden Gelenkarthrosen in der Familie schon sehr frühzeitig auch ohne Auftreten von Beschwerden beim Orthopäden untersuchen zu lassen.

Der Aufbau eines Gelenkes

Grundsätzlich weist jedes Gelenk die gleichen Strukturen auf, lediglich Funktion und Form sind unterschiedlich.
Am Beispiel des Knies lässt sich der Aufbau eines Gelenkes sehr gut erklären. Das Kniegelenk ist ein Scharniergelenk, bei dem drei Gelenkflächen miteinander kommunizieren. Im Gegensatz zum Hüftgelenk, bei dem Bewegungen in alle Richtungen möglich sind, verhindern beim Kniegelenk **Seiten-** und Kreuzbänder seitliches Wegknicken, Verdrehen und starkes Rotieren.
Die Kniescheibe dient als Kraftüberträger vom Oberschenkel auf den Unterschenkel und läuft in einer Gelenkrinne. Sie sitzt somit dem eigentlichen Scharniergelenk auf. Alle Gelenkflächen sind von einer mehr oder minder dicken **Knorpelschicht** überzogen. Sie gewährleistet einen möglichst reibungsfreien Lauf der Gelenkflächen. Dieser wird unterstützt durch die **Gelenkflüssigkeit** (Synovialflüssigkeit), also die »Schmiere« des Gelenkes, die wiederum von der **Gelenkhaut** (Schleimhaut) gebildet wird. Sowohl die Schleimhaut als auch die gebildete Flüssigkeit sind für den Gelenkknorpel von entscheidender Bedeutung, da sie den Knorpel durch Diffusions- oder Versickerungsprozesse ernährt. Fehlt dem Gelenk die mit Nährstoffen angereicherte Schmiere, führt dies nach einiger Zeit zum Austrocknen der Gelenkoberflächen. Im weiteren Verlauf werden die Gelenkflächen spröde und verletzungsanfällig. Sie regenerieren langsamer und können schließlich nicht mehr adäquat belastet werden.
Der Knorpel selbst ist nur minimal durchblutet, wodurch sich auch z. B. bei Verletzungen seine schlechte Regenerations- und Heilungsfähigkeit erklärt.
Je mehr ein Gelenk in seinem natürlichen Bewegungsradius unter normaler Belastung bewegt wird, desto mehr Nährstoffe dringen aus der Gelenkflüssigkeit in den regenerationsbedürftigen Knorpel.

Das Kniegelenk wie auch alle anderen Gelenke sind von einer **Gelenkkapsel** wie eine schützende Hülle umgeben. Zum Gelenk hin liegt die Gelenkschleimhaut (Synovia) an, die für die Schmierenbildung verantwortlich ist. Gelenkkapsel und Synovia sind im Gegensatz zum Knorpelgewebe außerordentlich reich an Blutgefäßen und von vielen Nervenenden durchzogen.
Das bedingt, dass die Gelenkkapsel sehr schmerzempfindlich und dafür verantwortlich ist, dass wir bei einem überlasteten, entzündeten oder verletzten Gelenk starke Schmerzen empfinden.

Für die Stabilität der Gelenke sind die Seitenbänder und am Beispiel des Kniegelenks die Kreuzbänder verantwortlich. Sie bestehen aus straffem Bindegewebe.

Innen- und Außenband verhindern beim Scharniergelenk Knie das Abkippen zur Seite. Sie stehen in enger Nachbarschaft zur Gelenkkapsel. So erklärt sich auch die blutige Füllung eines Gelenkes, falls die Gelenkkapsel mit eingerissen ist.

Vorderes und hinteres Kreuzband dienen der Rotationsstabilität. Insbesondere bei Ski- und

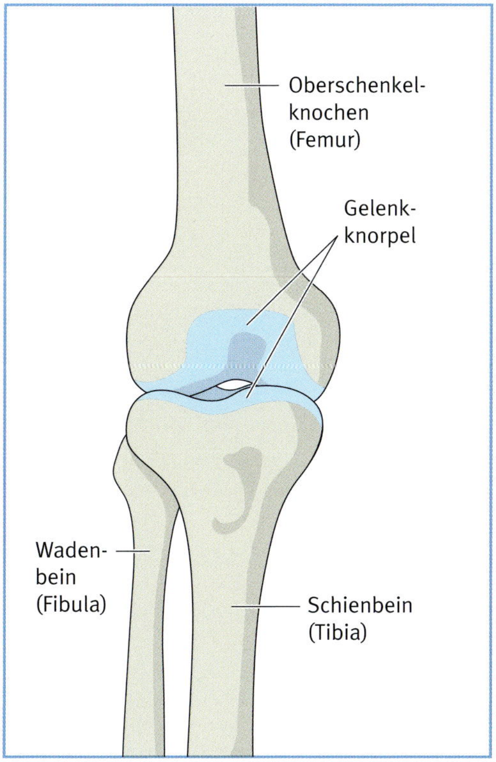

Das Knie: Ansicht von vorn (ohne Kniescheibe)

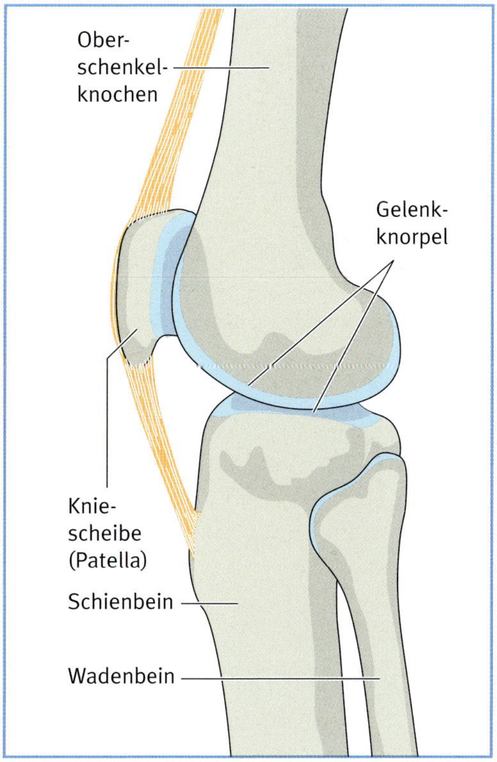

Das Knie: Ansicht von der Seite

Fußballverletzungen kommt es beim Verdrehen zu Zerreißungen des vorderen Kreuzbands, das weitaus häufiger betroffen ist als das hintere. Die Folge ist oft eine nicht muskulär kompensierbare Instabilität des Gelenkes, die unbehandelt zu einem schnelleren Verschleiß und somit zur Arthrose führt.
Bei einer solchen Verletzung sollte in jedem Fall ein Orthopäde konsultiert werden, da individuell entschieden werden muss, ob konservatives (nicht operatives) Vorgehen oder eine operative Rekonstruktion des zerrissenen Bandapparats angezeigt ist.

Ursachen und Risikofaktoren

Die Arthose kann viele verschiedene Ursachen haben und ihre Entstehung wird von unterschiedlichen Faktoren beeinflusst.

Verletzungen

- Durch traumatische Veränderungen wie Seiten- oder Kreuzbandrisse können Arthrosen bereits im frühen Alter auftreten. Aufgrund der bleibenden Instabilität entsteht ein schnellerer Abrieb der Knorpeloberflächen, was rasch zu einer Arthrose führt.
- Kommt es durch einen Unfall und einen dabei erlittenen Bruch (Fraktur) eines gelenknahen Knochens zu einer Fehlstellung des Gelenkes oder der Extremität, entstehen durch die »unrunden« Bewegungen des Gelenkes eine ungleichmäßige Belastung und Druckverteilung der tragenden Elemente des Gelenkes – es kommt zu frühzeitigem Verschleiß.
- Bei gelenknahen **Knochenbrüchen** (z. B. Tibiakopffraktur) kann es zu einer Stufenbildung im Gelenk kommen, wodurch ebenso ein reibungsfreies und natürliches Gleiten der Gelenkflächen verhindert wird. Die operative Rekonstruktion einer Gelenkfläche ist daher eine eminent wichtige Gegenmaßnahme zur Entwicklung einer Arthrose. Wird dies operativ nicht erreicht, entwickelt sich ein schnellerer Abrieb der Gelenkflächen. Mittelfristig droht dann eine Arthrose.

Genetisch festgelegte Fehlentwicklungen der Hüftgelenke

Diese Fehlentwicklungen der Hüftgelenke führen aufgrund ungleicher Druckverteilung an den Gelenkoberflächen und damit des Gelenkknorpels zu einem frühzeitigen Verschleiß des Gelenkes.
Die Ultraschalluntersuchung (Sonografie) der Säuglingshüften sei an dieser Stelle erwähnt. Als etabliertes Vorsorge-Screening stellt der Arzt unmittelbar nach der Geburt die Fehlstellung und Unreife der kindlichen Hüftgelenke fest und kann je nach Grad der Fehlstellung durch direkt einzuleitende therapeutische Maßnahmen (Gips, Spreizhose, breites Wickeln) bereits zu diesem Zeitpunkt einer Arthrose vorbeugen.

Entzündungen

- Lange schon weiß man, dass ablaufende Entzündungsprozesse in den Gelenken in direktem Zusammenhang mit dem Verschleiß der Gelenkflächen stehen.

- Dies bedeutet, dass zum einen Fehlfunktionen des Immunsystems verantwortlich sind, zum anderen stoffwechselbedingte Entzündungen (z. B. Gicht) in unbehandelten Fällen zu einer Zerstörung der Gelenke führen. Die am häufigsten von Gicht betroffenen Gelenke sind das Großzehengrundgelenk und das Kniegelenk. Der Patient fühlt eine deutliche Überwärmung des Gelenkes. Beim Knie geht der Entzündungsprozess häufig mit Schwellung und Flüssigkeitsansammlung (Erguss) einher.
- Bei einer akuten Entzündung (z. B. ausgelöst durch Gicht) spricht man von einer **Arthritis**; sie ist somit ein akuter, entzündlicher Zustand des Gelenkes. Ist ein Gelenk wiederholt diesen Entzündungsprozessen ausgesetzt, entsteht als mittel- oder langfristige Folge daraus eine Arthrose.

Angeborene Fehlstellungen der Beine

Extreme X- oder O-Beine belasten die innere oder äußere Seite eines Kniegelenks in unphysiologischer Weise. Die Notwendigkeit einer Umstellungsoperation, also eine Achsenkorrektur des Beines muss daher auch bei jungen Menschen bereits rechtzeitig beim Facharzt geklärt und mit dem Patienten besprochen werden.

Mangelnde Bewegung

Auch fehlende körperliche Aktivitäten führen zu Knorpelschäden, da Gelenke für Bewegung unter natürlichen und harmonischen Belastungen konstruiert sind. Der menschliche Körper will bewegt werden, da er in seiner gesamten Anlage auf Bewegung ausgerichtet ist. Wenn man Kinder mit Erwachsenen vergleicht, wird deutlich, wie sehr der ungebrochene, angeborene Bewegungsdrang in uns genetisch weitergegeben wird. Gesellschaftliche Notwendigkeiten im Erwachsenenalter (im Wesentlichen durch die Arbeit) zwingen uns Menschen, diesem natürlichen Bewegungsdrang nicht im ausreichenden Maß nachzugehen.

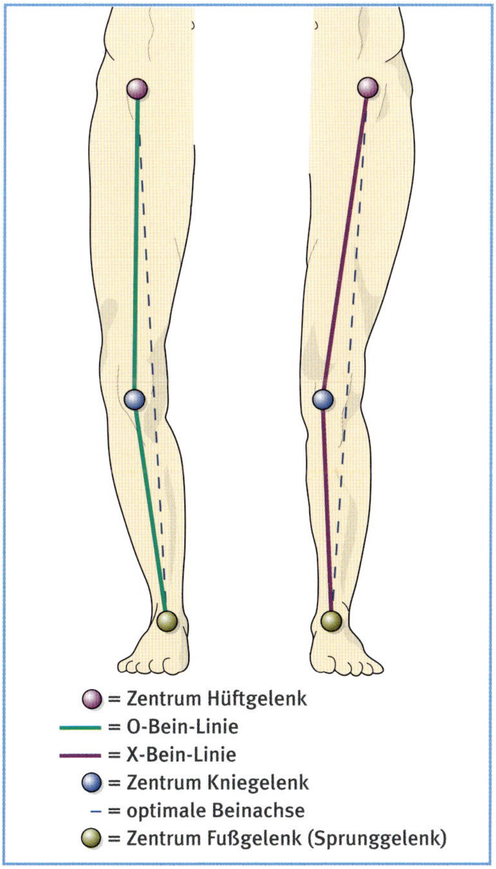

Die Abweichung beim O- bzw. X-Bein

Bewegung hält die Gelenke fit

Beim Menschen – anders als bei Maschinen – werden die Gelenke durch dauerhaftes Bewegen erhalten, insbesondere wenn die Bewegungen dosiert und harmonisch ablaufen.

Tatsächlich verbringen die meisten Erwachsenen den Tag überwiegend im Sitzen. Dies führt dazu, dass sich Muskeln, Sehnen und Bänder derart verkürzen und verändern, dass uns die tägliche Bewegung und das Training schwerer fallen. Außerdem sind die Gelenke eine tägliche sportliche Beanspruchung nicht mehr gewohnt. Die ungewohnte Belastung führt nun zu Schmerzen.

Da Gelenke für eine kontinuierliche und schonende Belastung »konstruiert« sind, entsteht durch den Mangel an Bewegung eine Verkürzung der Sehnen, Bänder und Muskulatur. Durch diesen Zustand wird der mögliche Bewegungsradius des Gelenkes gestört und ein Teufelskreis ist die Folge. Weniger Beweglichkeit bedeutet vor allem auch eine verminderte Produktion der Gelenkschmiere, die einen frühzeitigen Gelenkabbau begünstigt.

Befindet man sich in einer derartigen Situation, sollten die Verkürzungen parallel neben einem Übungsprogramm zur Dehnung und zum Muskelaufbau durch einen Physiotherapeuten oder Krankengymnasten behandelt werden.

Überlastungen

Eine Überlastung oder einseitige Arbeit der Gelenkflächen, wie z. B. die rein kniende Tätigkeit des Fliesenlegers oder das jahrelange tägliche Heben und Tragen von Gewichten über 20 Kilogramm, kann zu einer Arthrose der Knie- und Hüftgelenke führen.

Übergewicht

Übergewicht führt ebenso zu einem frühzeitigen Gelenkverschleiß. Es liegen Studien vor, die aussagen, dass bereits eine Gewichtsreduktion von wenigen Kilogramm das Kniearthroserisiko erheblich verringert. Insbesondere Knie- und Hüftgelenk entwickeln in Proportion zum Übergewicht eine frühzeitige Arthrose. Studien belegen, dass bereits eine Gewichtsreduktion um weniger als zehn Kilogramm das Kniegelenkrisiko um die Hälfte reduziert. Dass dies nicht nur mechanische, sondern auch stoffwechselbedingte Auswirkungen auf den Gelenkknorpel hat, erscheint mittlerweile auch bewiesen.

Ernährung

- Langfristige Studien haben belegt, dass bestimmte Stoffe in der Ernährung zu entzündlichen Reaktionen in der Gelenkschleimhaut führen können. Im Wesentlichen zählen zu diesen Lebensmitteln Zucker, Alkohol, koffeinhaltige Getränke, Schokolade, Rind- und Schweinefleisch sowie Eier.
- Die übermäßige Aufnahme dieser Nahrungsmittel hat zudem Auswirkungen auf mögliche Mangelerscheinungen an Nährstof-

fen, wie z. B. ungesättigte Fettsäuren, Zink, Calcium, Folsäure und Vitamin-B-Komplex. Es kommt somit zu einem Zusammenspiel zwischen einem Überangebot der schädigenden Substanzen in den genannten Lebensmitteln und Mangelerscheinungen an den benötigten Nährstoffen, die die Fähigkeit des Gewebes zur Selbstheilung und Regeneration negativ beeinflussen.

Hormonelle Umstellung

Da Frauen nach der Menopause weit häufiger von Arthrose betroffen sind als Männer, ist von einem direkten Zusammenhang auszugehen. Konsequenterweise kann somit auch unter Umständen eine entsprechende Hormonsubstitution bei Frauen nach der Menopause nach vorheriger Konsultation des Frauenarztes eingeleitet werden.

Vererbung

- Studien haben gezeigt, dass eine individuelle Veranlagung (genetische Disposition) nicht außer Acht gelassen werden kann. Ob und in welchem Ausmaß diese Veranlagung zur Ausbildung der Arthrose beiträgt, wird entscheidend von äußeren Einflüssen wie sportlicher oder beruflicher Belastung, Stress und Ernährung beeinflusst.
- Jeder Mensch reagiert auf die eine Arthrose beeinflussenden Elemente in unterschiedlicher Weise. Die Ursache hierfür ist eine genetische Veranlagung, auf Umweltfaktoren, Lebensweise, körperliche Belastung etc. zu reagieren. Nur so ist es erklärbar, dass Übergewicht bei einem Menschen zu einer frühzeitigen Arthrose führt, bei einem anderen erst deutlich später. Bei einem Fall führt ein Bewegungsmangel zu einem frühzeitigen Abbau der Gelenkflächen, die bei einem anderen Menschen im vergleichbaren Bewegungsumfang weit weniger ausgeprägt wird. Es ist jedoch erwiesen: Je mehr der einzelne Mensch versucht, diese verantwortlichen Komponenten positiv zu beeinflussen (eben durch Bewegung und richtige Ernährung), umso größer wird die Fähigkeit des Organis-

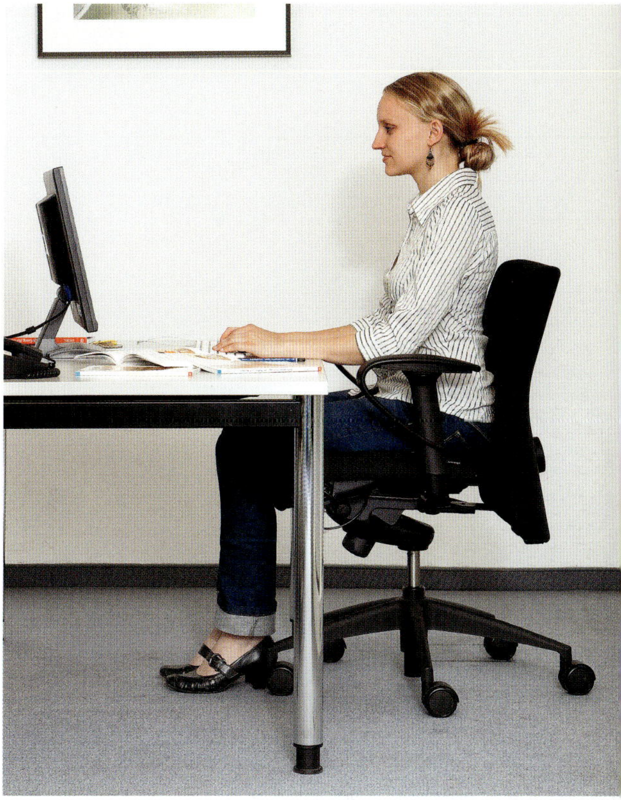

Rückengerechtes Sitzen hilft, einer Arthrose der kleinen Wirbelgelenke vorzubeugen.

mus die Belastungen der Gelenke zu kompensieren und somit einem Abbau der Gelenkflächen vorzubeugen.

- Es scheint genetisch festgelegt zu sein, wie stark diese einzelnen Risikofaktoren bei jedem Individuum eine Arthrose begünstigen. Entscheidend ist, dass die äußerlichen Einflüsse wie Ernährung, Belastung und körperliche Aktivität die genetischen Faktoren massiv negativ beeinflussen können, sodass es zu einem Ausbruch der individuellen Erbanlagen kommen kann, jedoch nicht muss.
- Es gibt heute bereits die Möglichkeit, durch Gentests anhand einer Speichelprobe das Risiko einer Arthrose abzuschätzen.

Das sollten Sie wissen

- Obwohl Erkrankungen der Wirbelsäule und der Gelenke in der Regel nicht lebensbedrohend sind, so schränken sie doch oft die Lebensqualität erheblich ein.
- Bei vielen Gelenkerkrankungen kann man jedoch durch Verhaltensmaßnahmen, aber auch mit einer neuen innovativen Therapie Abbauvorgängen, vorbeugen. Diese Abbauvorgänge, auch Gelenkdegeneration genannt, treffen im Wesentlichen alle Menschen.
- Somit ist auch für jedes Alter ein gewisser Gelenkabbau als normal anzusehen. Korrekterweise muss man also von einer frühzeitigen oder altersentsprechenden Arthrose (Gelenkabbau) sprechen. Nach neuesten empirischen Untersuchungen leidet jeder dritte Mensch zwischen 20 und 70 Jahren an Arthrose.

Die typischen Warnzeichen

Im Frühstadium der Arthrose treten oft »Anlaufschmerzen« bei den ersten Bewegungen nach dem Aufstehen am Morgen auf, diese Beschwerden verschwinden jedoch nach kurzer Zeit auch wieder. Ebenso kann eine wiederholt auftretende Gelenkschwellung für eine Ergussbildung im Kniegelenk sprechen, die entsteht, da das arthrotisch veränderte Gelenk der ausgeführten Belastung nicht mehr standhält.
Auch eine wiederholt auftretende oder dauerhafte Rötung oder Überwärmung kann für eine beginnende oder bereits fortgeschrittene Arthrose sprechen.

Wenn die Hüften betroffen sind

- Vorübergehende Hüftschmerzen bei größeren Anstrengungen können bereits der Anfang einer Hüftgelenksarthrose sein.
- Typisch sind auch Schmerzen, die nach dem Aufstehen auftreten und fünf bis sechs Minuten andauern. Die Betroffenen haben das Gefühl, als sei das Gelenk eingerostet. Im fortgeschrittenen Stadium lassen diese Schmerzen nach längerem »Einlaufen« nicht nach, bis sie zuletzt auch in Ruhe vorliegen.
- Bei der Hüftgelenksarthrose projiziert sich der Schmerz meist auf die Leistengegend und den Oberschenkel.

Wenn die Knie betroffen sind

- Beim Kniegelenk werden die ersten leichten Beschwerden oft als Steifheit beim Auftreten beschrieben. Erst wenn man einige Schritte zurückgelegt hat, kann das Kniegelenk wieder voll gebeugt und gestreckt werden.

- Sehr häufig ist der Gelenkabschnitt zwischen Kniescheibe und Gleitlager betroffen. Besonders Treppensteigen und Bergabgehen bereiten Beschwerden.
- Schmerzen beim Verdrehen des Gelenkes (z. B. beim Tennis) können auf Verschleiß an den inneren oder äußeren Knorpelflächen des Kniegelenks oder auch auf Meniskusschäden hindeuten.

Wenn die Fingergelenke betroffen sind

- Nahezu typisch ist, dass, bevor Schmerzen auftreten, eine leichte Bewegungseinschränkung gespürt wird. Klassisch ist die morgendliche Steifigkeit der Gelenke, die sich nach einigen Bewegungsübungen wieder verliert.
- Durch lokale Wärmeanwendungen können eine verbesserte Beweglichkeit und baldige Schmerzreduktion recht erreicht werden.

Der Weg zum Arzt

Wie bei nahezu allen Erkrankungen ist ein frühzeitiges Erkennen und Sichern der Diagnose von entscheidender Bedeutung. Treten die zuvor beispielhaft beschriebenen typischen Warnzeichen bei Ihnen auf, sollte in jedem Fall ein Facharzt für Orthopädie konsultiert werden, der die Diagnose sichern, das Ausmaß abschätzen und die Folgen und therapeutischen Möglichkeiten mit Ihnen besprechen kann.

Bei Kindern und Jugendlichen

Im Rahmen der Neugeborenen-Früherkennung führt der Orthopäde beim Säugling neben der ausführlichen klinischen Untersuchung des gesamten Bewegungsapparats auch die erwähnte Sonografie der Hüftgelenke durch. Die Tatsache, dass die Hüftgelenksfehlstellung beim Säugling die häufigste angeborene Erkrankung überhaupt ist, unterstreicht die Wichtigkeit der Früherkennung. Die rechtzeitige Diagnosestellung beim Säugling stellt somit eine wichtige Maßnahme in der Arthrosevorbeugung dar.
Auch andere Fehlbildungen oder Fehlstellungen der Gelenke können frühzeitig durch Lagerungs- oder Gehschienen sowie krankengymnastische Verfahren korrigiert werden, sodass sich eine Arthrose erst gar nicht entwickeln kann.
Auch wenn Kinder und Jugendliche glücklicherweise selten von Arthrose betroffen sind, liegen in dieser Altersstufe ebenfalls Erkrankungen vor, die unbehandelt durch ihren ungünstigen Verlauf (z. B. Morbus Perthes) zu einer arthrotischen Gelenkveränderung führen und daher frühzeitiges Erkennen und Einleiten der adäquaten Therapie erfordern.

Vor der Therapie steht die Diagnostik

- **Klinische Untersuchung**

Im Vordergrund steht immer zunächst die klinische Untersuchung des oder der betroffenen Gelenke. Die manuelle Untersuchung des Arztes kann kaum durch den Einsatz von Apparaten ersetzt werden. Der Arzt hat aufgrund seiner Erfahrung im Lauf der Jahre ein

»Gefühl« für das Gelenk entwickelt und kann z. B. eine Lockerung des Bandapparats im Rahmen der Gesamtuntersuchung des Patienten exakt beurteilen.

- **Ultraschalluntersuchung (Sonografie)**

Durch moderne Ultraschalldiagnostik, die Sonografie, besteht die Möglichkeit, das Gelenk und die umgebenden Weichteile schnell, sicher und praktikabel zu untersuchen. Gelenkergüsse an Knie, Hüfte und Schulter werden durch die Sonografie einfach und sicher erkannt und abgeklärt. Alte und frische Verletzungen von Sehnen, Weichteilen wie Muskulatur, Schleimbeuteln oder Bändern können mit diesem Verfahren insbesondere am Schultergelenk recht gut dargestellt werden.

- **Röntgenuntersuchung**

Trotz moderner und innovativer technischer Entwicklung hat die klassische Röntgenuntersuchung nicht an Bedeutung verloren. Als Basisuntersuchung in der orthopädischen Praxis hat die Röntgenaufnahme immer noch einen sehr hohen Stellenwert. Sie besitzt eine hohe Aussagekraft über Knochensubstanz und -struktur, sodass sie bei der Beurteilung von Arthrose und auch Osteoporose unverzichtbar bleibt. In der Operationsplanung bei Endoprothesen (künstlichen Gelenken) ist sie ebenso unverzichtbar. Die Geräte sind auf einem hohen technischen Niveau, die Strahlenbelastung für den Patienten ist minimal.

- **Magnetresonanztomografie (MRT)**

Um eine Arthrose im Frühstadium erkennen zu können, ist eine typische Röntgenaufnahme oft nicht ausreichend, da diese bei beginnendem oder mäßig fortgeschrittenem Gelenkabrieb einen Normalbefund zeigt. Inzwischen hat sich daher bei der Arthrosediagnostik die Magnetresonanztomografie

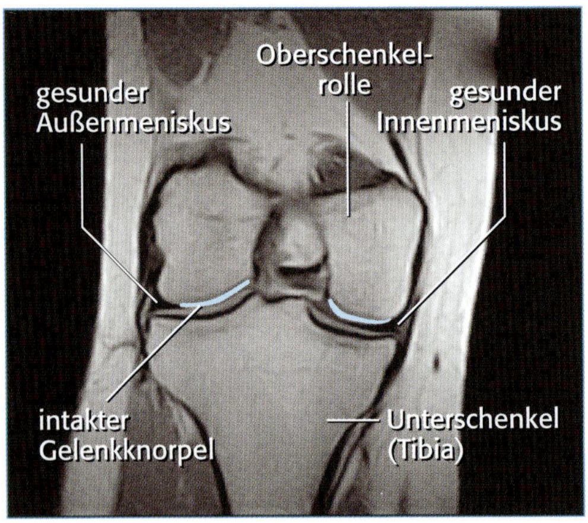

MRT-Aufnahme: ein gesundes Kniegelenk mit intakten Knorpelflächen

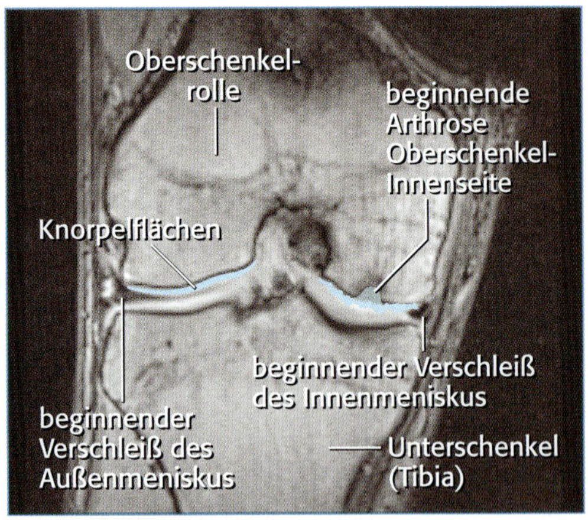

MRT-Aufnahme: eine beginnende Kniegelenksarthrose

(MRT), früher als Kernspintomografie bezeichnet, etabliert. Durch dieses hochentwickelte Verfahren können mittels Magnetfelder hochauflösende Bilder von Knochen, aber auch von Menisken, Bändern und Knorpel strahlenfrei computergesteuert errechnet und dann dargestellt werden.
Erst durch die Weiterentwicklung dieses Verfahrens ist es gelungen, Arthrosen im Frühstadium zu erkennen, Regenerationsvorgänge durch therapeutische Maßnahmen zu beobachten und wissenschaftlich auszuwerten.

Die wichtigsten Behandlungsmöglichkeiten

Für jeden Patienten sollte individuell eine umfassende Behandlungsstrategie entwickelt und besprochen werden. Hierbei sollten insbesondere die Lebensumstände des Patienten, aber auch das Ausmaß der Gelenkschäden sowie die subjektiv empfundenen Schmerzen die Auswahl der therapeutischen Möglichkeiten beeinflussen.
Auch wenn nicht alle Methoden wissenschaftlich nachgewiesen sind, sollten der Patient und sein Schmerz im Vordergrund stehen: Methoden, die eine Verbesserung der subjektiven Befindlichkeit des Patienten bewirken und zu keinen Nebenwirkungen führen, haben eine Berechtigung und sollten auch vom Arzt eingesetzt werden.
Die Behandlungsstrategien müssen darauf abzielen, Schmerzen zu lindern sowie die Entzündungsvorgänge zu reduzieren, die ein Fortschreiten der Arthrose bedingen.

Konservative Therapie

Im Vordergrund der konservativen (nicht operativen) Therapie steht die Bewegungstherapie durch ein aktives, individuell ausgerichtetes Übungsprogramm. Sowohl die Programme dieses Buches (ab Seite 31) als auch andere physiotherapeutische Maßnahmen (medizinische Trainingstherapie, Ergotherapie etc.) dienen dem Erhalt und der Verbesserung des Bewegungsumfangs des Gelenkes sowie der Stärkung der Muskulatur, die für die Stabilisierung der Gelenke verantwortlich ist.

- **Die Wirkung von Wasser**

Hydrotherapie und Wassergymnastik sowie einfaches Schwimmen können eine Dehnung und zugleich Stärkung der Gelenke bewirken, ohne dass das Gelenk mechanisch zu stark belastet wird.

- **Medikamentöse Therapie**

Vielfach führen die arthrotisch veränderten Gelenke zu starken Schmerzen und bedingen somit eine erhebliche Einschränkung der Lebensqualität für den Betroffenen. In manchen Fällen müssen Medikamente zum Einsatz kommen, um einem Fortschreiten der Bewegungseinschränkung und einem Rückgang der allgemeinen Aktivität entgegenzuwirken.

- Insbesondere muss eine Chronifizierung, das heißt eine Verselbstständigung des Schmerzes im Nervensystem, verhindert werden. In der Regel kommen Medikamente zur Anwendung, die als **nicht steroidale Antirheumatika (NSAR)** bekannt sind. Die bekanntesten Wirkstoffe sind Ibuprofen und

Diclofenac. Trotz deutlicher Nebenwirkungen (Magen-Darm-Unverträglichkeit, allergische Reaktionen) gehören sie zu den am häufigsten verordneten Medikamenten bundesweit. Sie führen zu einer schnellen Entzündungshemmung im Gelenk und somit über die Linderung der Schmerzen zum Wiedererhalt der Gelenkbeweglichkeit. Diese Medikamente dürfen jedoch nur kurzfristig und nur nach Rücksprache mit dem behandelnden Arzt eingenommen werden.

- Neue Medikamente in dieser Klasse sind die **Coxibe**, die bei ähnlichem Wirkungserfolg über einen anderen Mechanismus besser verträglich sind.
- In vielen **Salben und Gels** werden NSAR-Wirkstoffe als Basis verwendet, ihre Tiefenwirkung auf die Gelenke ist aber umstritten.
- **Cortison** als hochpotentes Mittel gegen Entzündungen hat in der breiten Öffentlichkeit zu Unrecht ein schlechtes Image. Gut dosiert als Medikament angewandt, gilt es in der Rheumatherapie als Mittel der Wahl. Bei akuten Schüben entzündlicher Gelenkerkrankungen, wie einer schweren aktivierten Kniegelenksarthrose, kann das Einspritzen von einem cortisonhaltigen Präparat von hoher Wertigkeit und sinnvoll angewandt in der Praxis der Arthrosetherapie unentbehrlich sein (intraartikuläre Injektion). Von einer regelmäßigen Injektion eines Cortisonpräparats in ein Gelenk muss abgesehen werden, da nicht nur die Wirkung nachlassen wird, sondern auch die Risiken (Infektionsgefahr) nicht zu verantworten sind. Die Risiken einer Injektion in ein arthrotisches Gelenk müssen mit dem Patienten ausführlich besprochen werden.

- **Hyaluronsäurepräparate**

Ein weiterer Stützpfeiler der Arthrosetherapie ist seit Jahren die Behandlung mit Hyaluronsäurepräparaten. Auf dem medizinischen Weltmarkt werden diverse Präparate angeboten, die sich jedoch in der Wirksamkeit ähneln. Therapeutisch wird die Hyaluronsäure direkt in das betroffene Gelenk injiziert. Hyaluronsäure kann den Schmerz deutlich vermindern. Es kommt über eine vermehrte Schmierenbildung zu einer Steigerung der Gelenkbeweglichkeit und zu einer verbesserten Kraftentfaltung.

In den letzten Jahren haben sich einige Alternativen bei der Arthrosetherapie aufgetan.

- **Pulsierende Signaltherapie**

An erster Stelle muss hier die pulsierende Signaltherapie (PST™) genannt werden, die in verschiedenen wissenschaftlichen Studien positive Effekte auf die Regeneration von Bindegewebe und Knorpel bewiesen hat. Über ein hocheffizientes Magnetfeld werden an der Zelloberfläche derart vermehrt Stoffwechselvorgänge angeregt und in Gang gesetzt, dass eine oberflächliche Knorpelzellenregeneration entstehen kann. Die PST sollte insbesondere in Stadien der beginnenden und mäßigen Arthrose eingesetzt werden, da es nachweislich zu einem Rückgang des Knorpelabbaus und zu einer Stimulation des Knorpelaufbaus kommt.
Weitere Studien und Entwicklungen sind jedoch nötig, um die vorhandenen Geräte in der Technik und damit in ihrer Wirksamkeit zu verbessern.

- **Biomolekulare Arthrosetherapie**

In den letzten Jahren drängte sich das Verfahren der biomolekularen Arthrosetherapie (Interleukintherapie) mehr und mehr in den Vordergrund. Seine Entwicklung beruht auf Erkenntnissen, die in den letzten Jahren über die molekularbiologischen Mechanismen gewonnen werden konnten. Aus dem vom Patienten entnommenen Blut werden in einem labortechnischen Verfahren Entzündungsbotenstoffe, sogenannte Interleukine, gewonnen, die nach einer komplizierten Wiederaufbereitung dem Patienten in das betroffene Gelenk injiziert werden. Über die Interleukine kommt es zu einer massiven Entzündungshemmung im Gelenk und somit zu einem Entzündungsrückgang. Bisher konnten die Studien nicht belegen, ob das Verfahren auch eine entscheidende Knorpelregeneration der Arthroseflächen bewirkt, sodass die hochgesteckten Erwartungen an diese Therapie noch nicht erfüllt wurden.

- **Homöopathie**

Eine alleinige Therapie mit homöopathischen Medikamenten scheint besonders bei fortgeschrittenem Gelenkverschleiß nicht mehr sinnvoll. Eine medikamentöse Kombination z. B. von NSAR mit pflanzlichen Entzündungshemmern und weiteren Therapieformen ist ratsam. Im Wesentlichen zielen die Homöopathika ebenso auf eine Reduktion der entzündlichen Komponenten im Gelenkinneren hin.

- **Andere Mittel**

Auch äußerliche Anwendungen durch Salben, Pasten und Gele können den Arthrose-

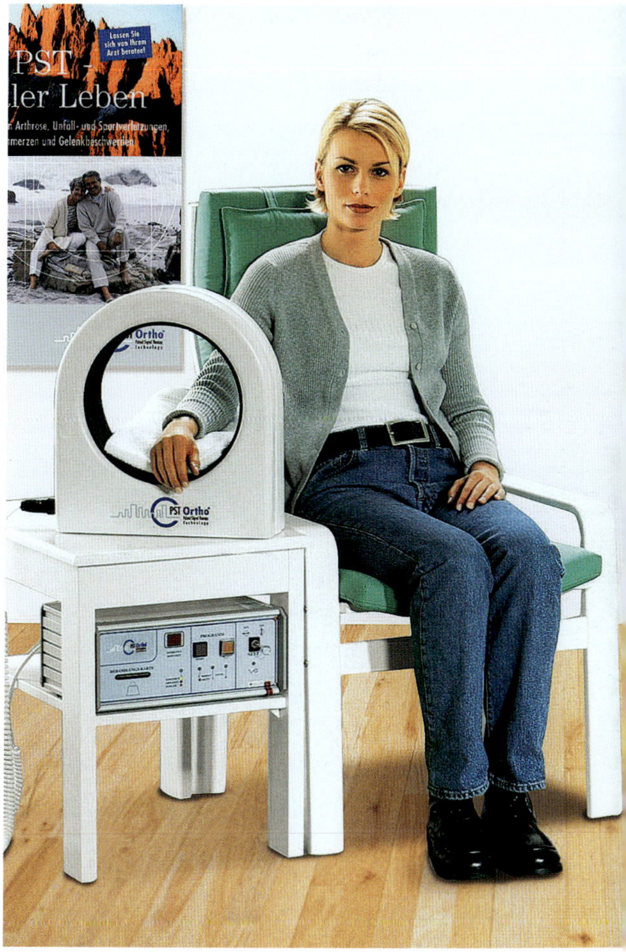

Niederfrequenztherapie – die Behandlung des Handgelenks

schmerz lindern. Durch den Einreib
werden Nervenrezeptoren stimu
einer Schmerzumleitung führe
währte Hausmittel wie Zink
umschläge oder Heublum
men unverändert zur A
den Arthroseschme

Operative Verfahren

Die Möglichkeiten aller operativer Verfahren sollten bei jedem Patienten individuell abgestimmt und abgewogen werden. Verschiedene kleinere Eingriffe, insbesondere arthroskopische Meniskusoperationen (siehe unten), sind nötig, um eine Arthrose des Gelenkes zu verhindern. Die Indikationsstellung, also die Entscheidung, welche Operation am besten ist, muss von einem operativ versierten Gelenkspezialisten, in den meisten Fällen ein operativ tätiger Orthopäde, nach ausführlichem Gespräch mit dem Patienten gestellt werden.

• Arthroskopie

Die klassische Arthroskopie (griech.: arthros = Gelenk, skopie = hineinschauen) ist ein Eingriff, der in der Arthrosetherapie unentbehrlich ist. Durch den spülenden Effekt (Lavage) einer Arthroskopie, das Entfernen nicht mehr vitalen Gelenkgewebes und mechanisch störender Meniskusanteile (beim Knie) sowie durch die Teilentfernung der entzündeten Schleimhautareale werden Arthrosevorgänge verlangsamt, was zur Schmerzlinderung führt.

Man kann sich diese Spülung wie die vollständige Säuberung eines Gelenkes vorstellen. Das ist vergleichbar mit dem Entfernen von Sand aus einem Getriebe.

Besonders bei jungen Patienten mit einem Meniskusriss im Knie ist die Arthroskopie ein dringliches Verfahren zur Erhaltung der freien Gelenkbeweglichkeit und eines reibungs- [illegible] Verlaufs des Gelenkes, das anderweitig [illegible] führen würde.

• Knorpeltransplantation

In den letzten Jahren wurden verschiedene Verfahren entwickelt, neue Knorpelzellen in betroffene Gelenkabschnitte einzubringen.

Bei der **autologen Chondrozyten-Transplantation** (Knorpelzelltransplantation) werden in einem ersten Schritt und Eingriff Knorpelzellen gewonnen und in Zellkulturen vermehrt. Dieses angezüchtete Zellmaterial wird dann in einem zweiten Eingriff am Gelenk, der in der Regel nicht arthroskopisch ist, an die veränderten Stellen verpflanzt und aufwendig fixiert. Auch wenn die ersten Ergebnisse dieser Technologie trotz hoher Kosten vielversprechend waren, werden sie in aller Regel nur bei lokal begrenzten Knorpelstellen eingesetzt, z. B. bei einem Defekt mit einem Durchmesser von ca. 1,5 Zentimetern. Eine solche Transplantation ist bei einer ausgedehnten, großflächigen Arthrose weiterhin technisch nicht möglich und nicht sinnvoll.

Auch bei dem **osteochondralen autologen Transplantationssystem** (OATS) kann nur ein begrenzter Knorpelschaden repariert werden. Bei diesem Eingriff werden dem Gelenk Knorpel-Knochen-Zylinder entnommen, die nicht oder nur wenig belastet werden. In derselben Operation werden diese Zylinder mosaikartig in die zuvor vorbereitete Gelenkfläche eingestanzt. Das Verfahren ist weitaus weniger aufwendig und zeigt in den ersten Studien bei lokalisierten Knorpeldefekten sehr gute Ergebnisse. Hier erscheint der Fortschritt der technischen Ausrüstung von Bedeutung, um diese Eingriffe minimalinvasiv (ohne große Hautschnitte) und somit schonend durchführen zu können.

- **Umstellungsoperationen**

Am Beispiel des Kniegelenks lässt sich eine Umstellungsoperation gut erklären. Bei einem O-Bein nutzt sich der innere Anteil des Gelenkes schneller ab, da die Hauptbelastung über diese Achse verläuft. Die Patienten entwickeln daher über Jahre eine einseitige innere Arthrose.
Durch eine Achsenkorrektur eines fehlgestellten Beines in ein geraderes wird dem erkrankten Anteil des Knies die Überbelastung genommen. Der Patient ist nachher belastbarer und hat kaum noch oder gar keine Schmerzen. In ähnlicher Weise kann auch eine X-Bein-Fehlstellung korrigiert werden.
Nachteil dieser Operation ist die oft lange Erholungszeit, da das operierte Gelenk wie bei einem Bruch mindestens sechs bis acht Wochen nicht voll belastet werden darf.

- **Künstliche Gelenke (Endoprothesen)**

Die Operationstechniken zur Einbringung eines künstlichen Gelenkes (Endoprothese) werden ständig weiterentwickelt. Trotz verbesserter Technologien bei den künstlichen Gelenken sollten diese jedoch als letzte in Erwägung gezogen werden. Man geht heute davon aus, dass ein künstliches Gelenk etwa 15 Jahre lang funktionstüchtig ist. Die Haltbarkeit hängt wie bei der Entstehung der Arthrose von verschiedenen Faktoren wie Aktivitätsniveau, Körpergewicht etc. ab. Auch eine Wechseloperation, wenn sich eine Endoprothese gelockert hat, ist heute problemlos möglich. Der Zeitpunkt, ab wann man eine derartige Operation durchführt, ist abhängig von den individuellen Gegebenheiten des Patienten, denn seine Lebensqualität muss im Vordergrund stehen.

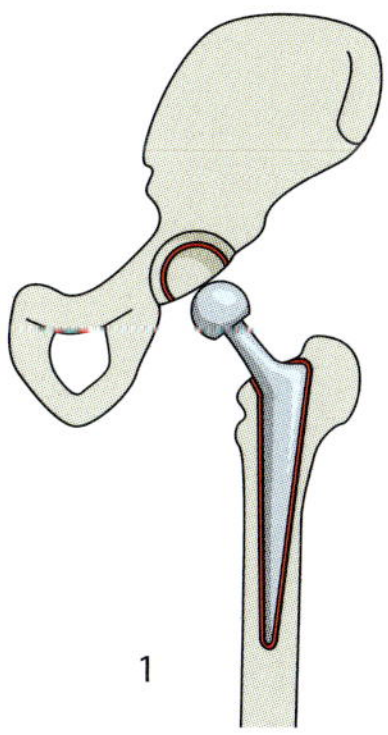
1

▲ **Zementierte Endprothese. Hüftschaft und -pfanne werden mit dem sogenannten Knochenzement im Becken und Oberschenkelknochen befestigt.**

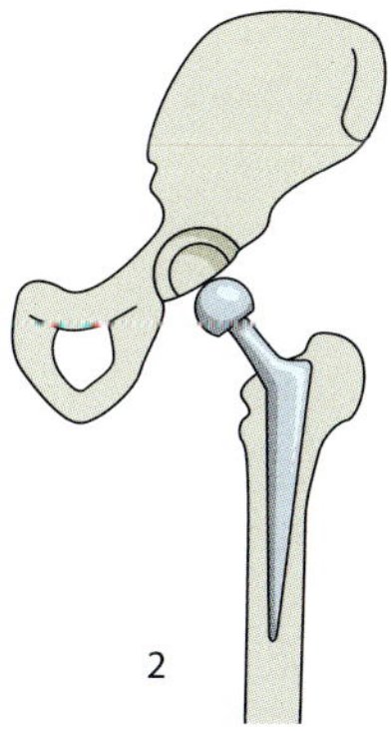
2

▲ **Zementfreie Endprothese. Der Hüftschaft wird in den Knochen eingepresst, die Hüftpfanne eingepresst oder eingeschraubt.**

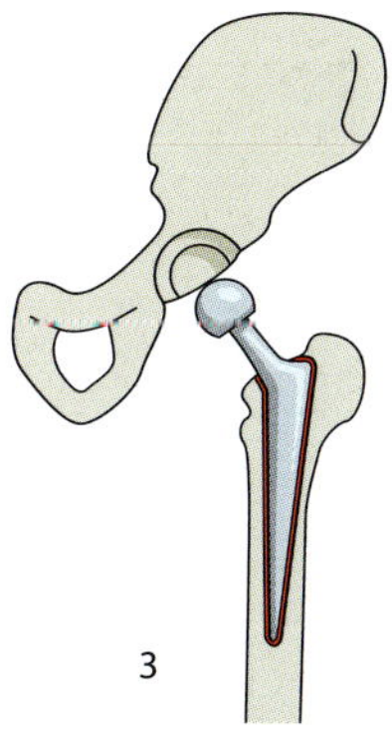
3

▲ **Die Hüftpfanne wird zementfrei verankert, der Prothesenschaft wird im Oberschenkelknochen einzementiert.**

Verschiedene Strategien gegen Arthrose

Es sei hier betont, dass insbesondere operative Verfahren und deren Risiken, angefangen von der einfachen Arthroskopie bis hin zum künstlichen Gelenkersatz, auf jeden Patienten individuell abgestimmt und ausführlich mit ihm besprochen werden müssen. Denn auch eine bestens ausgeführte Operation taugt nichts, wenn sie nicht auf den Patienten und seine Bedürfnisse abgestimmt wurde.

Arthrose und Sport

Wie bei vielen Dingen ist die richtige Dosierung von entscheidender Bedeutung. Es gibt aber auch Sportarten, die bei einer fortgeschrittenen Arthrose nicht betrieben werden sollten. In der nebenstehenden Tabelle sind die Sportarten durch ein Kreuz gekennzeichnet, die das jeweilige Gelenk in Hinblick auf Arthrose belasten.

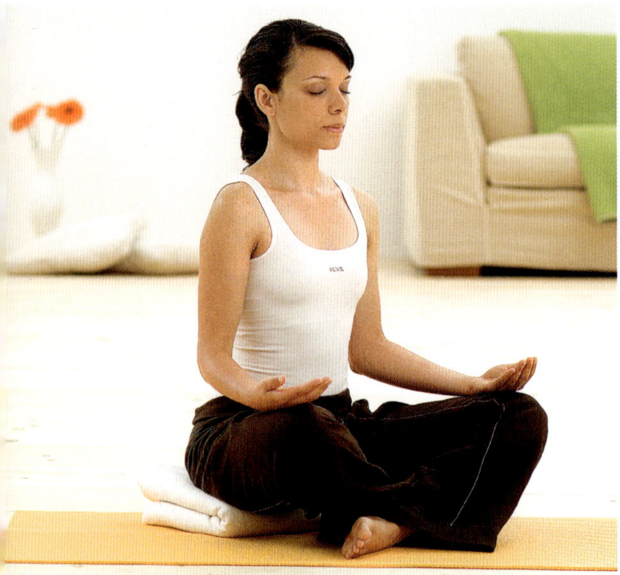

Mentale Entspannung und körperliches Training durch Yoga

Eine klare Antwort auf die Frage, welche Sportart bei Arthrose geeignet ist und welche überhaupt nicht, kann man nicht geben. Grundsätzlich sollte der Betroffene sich über das Ausmaß der degenerativen Veränderungen an seinen Gelenken bei seinem Arzt ausführlich informieren und sich dann diesen Gegebenheiten anpassen. In jedem Fall muss ein Weg gefunden werden, dass der Arthrosepatient aktiv bleibt und die für ihn idealen Sportarten findet.

Es gilt: Wer rastet, der rostet. Dennoch sind, um am Beispiel des Knies zu bleiben, Sportarten wie Fußball aufgrund ihrer starken Rotationsbelastung arthrosefördernd und daher nur in sehr begrenztem Maß zu verantworten. Generell kann jede Bewegung ausgeübt werden, die keine zu große Belastung darstellt und nicht mit Reibung einhergeht. Oft ist es ratsam und wichtig, schmerzhafte Bewegungen beim Ausüben der Sportart zu vermeiden. Bereitet Ihnen beispielsweise beim Tennis der Aufschlag oder der Überkopfball aufgrund einer Schultergelenksarthrose Beschwerden, müssen Sie in diesem Fall die Technik ändern und vor allem vorbereitend ein entsprechendes Dehnprogramm durchführen.

Welcher Sport belastet welche Gelenke?

Sportart	Hände (Finger)	Ellenbogen	Brust, Schultern	Knie	Sprunggelenke	Hüften	Halswirbelsäule	Lendenwirbelsäule
Bergsteigen, Bergwandern	x		x	x			x	
Brustschwimmen				x	x	x		
Fechten	x	x			x	x	x	
Fußball				x	x	x		
Golf	x	x	x					x
Gymnastik			x	x				
Handball	x	x	x	x	x			
Hockey			x	x	x			x
Jogging				x	x	x		x
Kanufahren		x	x			x		x
Kraulen			x					x
Radfahren				x				x
Reiten						x		x
Rückenschwimmen			x					
Skifahren				x	x	x		
Snowboarden				x	x			
Surfen			x					x
Tanzen				x	x			
Tauchen				x	x			x
Tennis			x	x	x		x	x
Volleyball			x		x	x		x
Walking				x	x			

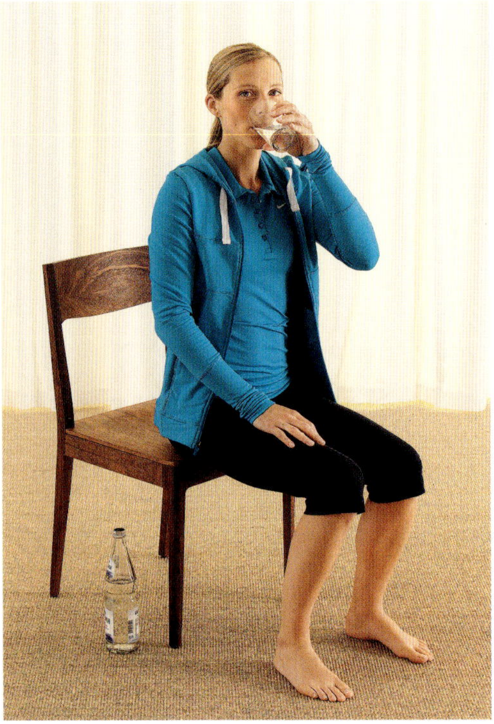

Der Körper benötigt ausreichend Flüssigkeit, besonders nach einer sportlichen Betätigung.

Arthrose und Beruf

Beim Verhalten am Arbeitsplatz und bei der Auswahl einer geeigneten beruflichen Tätigkeit gibt es keine allgemeingültigen Rezepte. Kaum jemand hat den nach gesundheitlichen Aspekten idealen Arbeitsplatz. Jede einseitige Belastung, ob reines Sitzen, Stehen oder Laufen, kann für den Bewegungsapparat nicht förderlich sein.
Im Sitzen sind die Kniescheiben, die Wirbelsäule und vor allem die Nacken-Schulter-Region besonders beansprucht.

Daher sollte man diese Bereiche im Idealfall stündlich durch Lockerungs- und Dehnübungen entspannen. Ein Krankengymnast oder Physiotherapeut kann Ihnen ein spezielles Übungsprogramm vorstellen, das einfach während der Arbeitszeit auszuführen ist. Geeignete Übungen finden Sie auch ab Seite 31.
Beim Stehen oder Gehen sind vor allem die Füße, Sprung-, Knie- und Hüftgelenke sowie die Lendenwirbelsäule besonders belastet. Unser Übungsprogramm wird Ihnen helfen, mit diesen Belastungen besser zurechtzukommen.
Da meistens die durch eine Arthrose verursachten Einschränkungen und Behinderungen erst in der zweiten Lebenshilfe auftreten, kann eine Umschulung oder ein Berufswechsel, aber auch eine frühzeitige Berentung drohen. Alle Maßnahmen der modernen Arthrosetherapie müssen ausgeschöpft werden, damit der Patient und Mensch seinen beruflichen Anforderungen weiter gerecht werden kann.

Tipps zur Ernährung

Wie bereits angedeutet, spielt die richtige Ernährung eine entscheidende Rolle zur Verlangsamung von Arthrosevorgängen.
Die Umstellung auf eine »richtige« bzw. »gesunde« Ernährung ist daher einer der wichtigsten Eckpfeiler jeglicher Arthrosetherapie. Soll eine Umstellung der Ernährung Erfolg haben, muss sie langsam, Schritt für Schritt vor sich gehen und über einen langen Zeitraum befolgt werden.

Empfohlene tägliche Energiezufuhr pro Kilogramm Körpergewicht

	Grundbedarf	Kohlen-hydrate	Eiweiß	Fett	Alkohol
Kaloriengehalt* von 1 g		ca. 4 kcal	ca. 4 kcal	ca. 9 kcal	ca. 7 kcal
Erwachsener (Prozent des Grundbedarfs)	25 bis 30 kcal	2,5 bis 3,5 g (50 bis 60)	0,6 bis 1,0 g (15 bis 20)	0,5 bis 0,8 g (25 bis 30)	0 0
zum Beispiel bei 80 kg Körpergewicht	2000 bis 2400 kcal	200 bis 280 g	48 bis 80 g	40 bis 64 g	0

* 1 Kilokalorie (kcal) = 4,2 Kilojoule (kJ)

Da dieses Kapitel kein umfangreiches Nachschlagewerk für eine Ernährungstherapie bei Arthrose sein kann, habe ich an dieser Stelle für Sie einige wichtige Grundregeln zusammengefasst.

- Voraussetzung für eine gesunde Ernährung ist, dass Sie sich für jede Mahlzeit ausreichend Zeit nehmen und eine Routine entwickeln. Versuchen Sie, sich dies bei jedem Bissen zu verinnerlichen, und kauen Sie z. B. häufiger und bewusster, als Sie es möglicherweise bisher getan haben.
- Stellen Sie Ihren Ernährungsplan auf abwechslungsreiche Kost um, die sowohl vollwertig sein sollte als auch einfach zubereitet werden kann.
- Schaffen Sie alle notwendigen Voraussetzungen, sodass Ihnen die Umsetzung leicht gemacht wird und somit auch von Dauer sein kann.
- Regulieren Sie den Eiweißbedarf des Körpers, indem Sie viel Vollgetreide, Obst, frisches Gemüse und Salate essen. Fleisch und Eier sollten Sie nur einmal pro Woche auf Ihren Speiseplan setzen.
- Reduzieren Sie die Zufuhr von Fett so weit wie möglich, denn lebensnotwendig sind nur die ungesättigten Fettsäuren Linol- und Linolensäure. Diese befinden sich vor allem in kaltgepressten pflanzlichen Ölen, Haselnüssen, Mandeln und Sonnenblumenkernen.
- Bevorzugen Sie außerdem täglich Lebensmittel wie Kartoffeln, fettarme Milch und Joghurt. Meiden Sie jeglichen raffinierten Zucker sowie Weißmehlspeisen.
- Verteilen Sie Ihre Mahlzeiten auf mindestens fünf pro Tag. Etwa vier Stunden vor dem Schlafengehen sollten Sie die letzte Mahlzeit einnehmen.
- Achten Sie strengstens darauf, Ihrem Körper ausreichend Flüssigkeit zuzuführen. Dies können Sie mit Mineralwasser, aber auch verschiedenen Tees aller Geschmacksrichtungen erreichen. Bevorzugen Sie stilles und mineralarmes Wasser.

- Meiden Sie möglichst Kaffee und vor allem Bier, insbesondere nach dem Sport, da Sie dem Körper Wasser entziehen. Gegen ein Glas Rotwein zum Abendessen bestehen aus meiner Sicht jedoch keine Einwände.

Ich halte es dennoch für wichtig, dass Sie den Spaß am Kochen und auch am Essen nicht verlieren. Sie sollten sich lieber ab und zu etwas gönnen, als Ihre ganze Ernährungsumstellung frustriert infrage zu stellen.

Arthrose oder Arthritis?

Bei vielen Patienten herrscht Unklarheit über die Begriffe »Arthrose« und »Arthritis«.
Arthrose beschreibt einen Verschleißzustand eines Gelenkes. Dieser Gelenk- oder Knorpelabrieb ist ein natürlicher Alterungsprozess, der zu einer verminderten Belastbarkeit und Schmerzen führen kann. Es gibt somit keine akute oder chronische Arthrose. Eine Arthrose kann aber nach einer starken Belastung in ein entzündliches Stadium übergehen, dies ist dann eine aktivierte Arthrose.
Arthritis ist ein akut oder chronisch entzündlicher Vorgang im Gelenk, was sich aus der Endung »itis« ableitet. Ein Verschleiß der Gelenkflächen muss nicht vorliegen. Die Ursachen für diese Entzündungen können sehr unterschiedlicher Natur sein. Akute Arthritiden, also Gelenkentzündungen, können bei Stoffwechselentgleisungen vorkommen, wie etwa bei der Gichtarthritis des Großzehen- oder Kniegelenks. Sie kann auch Folge einer extremen Überbeanspruchung sein wie die akute Sprunggelenksarthritis nach einem Marathonlauf. Andere Ursachen für Entzündungen der Gelenke sind virale oder bakterielle Infektionen, die vom Körper selbst verursacht werden oder von außen in die Gelenkhöhle gelangen. Sie gelten als besonders gefährlich, vor allem der bakterielle Kniegelenksinfekt, der unbehandelt zu schwersten Zerstörungen der Gelenke und weiteren Komplikationen führen kann.

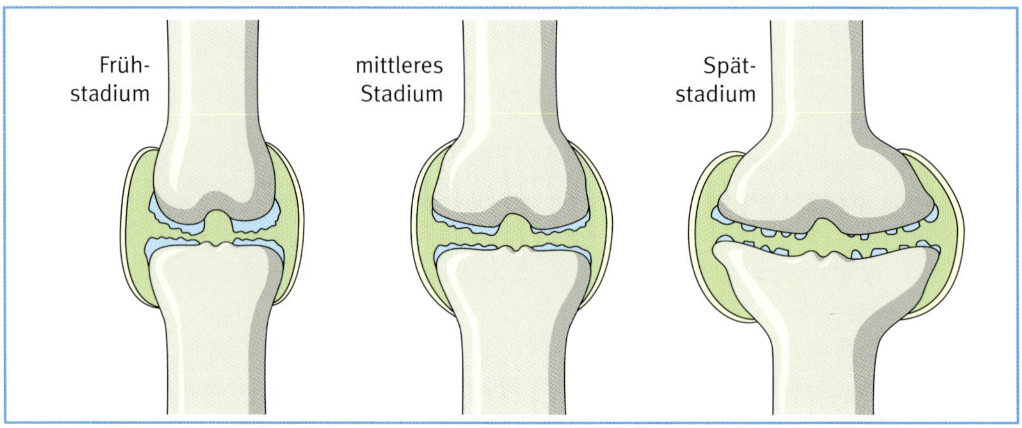

Die verschiedenen Stadien einer Arthrose

Checkliste Arthrose

Grundsätzlich kann man zwei Arten von Arthrose unterscheiden.

- Die primäre Arthrose besteht aus einer Über- bzw. Fehlbelastung der Gelenke z. B. durch Leistungssport, Schwerarbeit oder als Folge von Bewegungsmangel.
- Die sekundäre Arthrose resultiert aus angeborenen Gelenkveränderungen sowie aus erworbenen Verletzungen und bestimmten Stoffwechselerkrankungen.
- Um Gelenkerkrankungen möglichst früh zu erkennen und effektiv zu behandeln, ist bei allen Arten von lang anhaltenden Gelenkbeschwerden ein Besuch beim Orthopäden erforderlich. Bevor eine Therapie eingeleitet wird, muss in jedem Fall eine genaue Diagnose gestellt und Ursachenforschung betrieben werden.

Ursachen

- Überbelastung (z. B. Leistungssport)
- Fehlbelastung (z. B. Beruf)
- Übergewicht
- Bewegungsmangel
- Stress
- Genussgifte (Stoffwechsel)
- Erbliche Faktoren
- Unfälle (Knochenbrüche)
- Stoffwechselstörung (Rheuma)
- Angeborene Gelenkveränderungen

Symptome

- Abrieb der Knorpelflächen
- Schrumpfen der Gelenkkapsel
- Verkürzung der Bänder
- Schrumpfen der umliegenden Muskulatur
- Entzündung der Gelenkinnenhaut
- Schwellung
- Schmerz
- Einsteifung des Gelenkes

Typisch ist eine über Jahre hinziehende Anlaufphase. Zur mechanischen Zerstörung der Oberfläche des Gelenkknorpels kommt es, wenn ein Missverhältnis zwischen Belastung und Belastbarkeit der Gelenkfläche vorliegt. Mit der Zeit verliert der Gelenkknorpel seine Stoßdämpferfunktion.

Die Behandlung

Unter Ausnutzung aller zur Verfügung stehenden Therapiemöglichkeiten lässt sich der Prozess der Arthrose verlangsamen und die Symptome deutlich mildern. Meist bringt erst ein individuell auf den Patienten abgestimmtes Therapieschema den gewünschten Behandlungserfolg.

Die Maßnahmen

- Wärmetherapie
- Kältetherapie
- Elektrotherapie
- Massagen
- Krankengymnastik
- Ergotherapie
- Manuelle Therapie
- Muskelaufbautraining
- Physiosomatische Therapie zur Muskelentspannung
- Neuraltherapie
- Ernährungsumstellung
- Magnetfeldtherapie (pulsierende Signaltherapie)
- Biomolekulare Therapie (z. B. Interleukintherapie)
- Operative Therapie

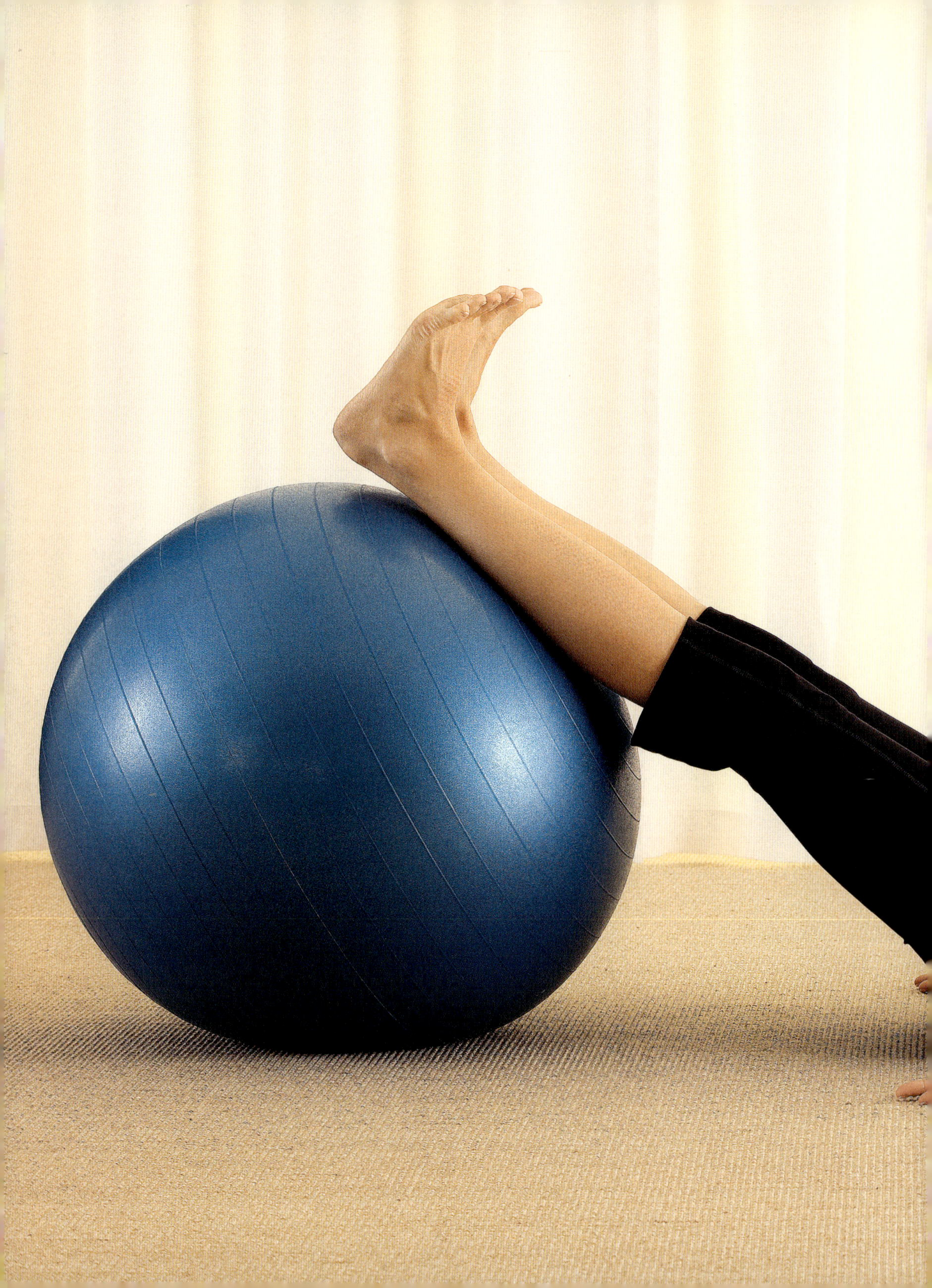

Das Aktiv-Programm für Ihre Gelenke

Arthrose ist nicht heilbar, doch ein gezieltes Training kann ihr Fortschreiten verlangsamen oder stoppen. Das folgende Trainingsprogramm besteht aus besonders schonenden Übungen zum Auf- und Abwärmen, zum Dehnen sowie zur Kräftigung. Mithilfe dieses Aktiv-Programms können Sie Ihre Gelenkfunktionen verbessern und Schmerzen lindern – vorausgesetzt, Sie trainieren regelmäßig.

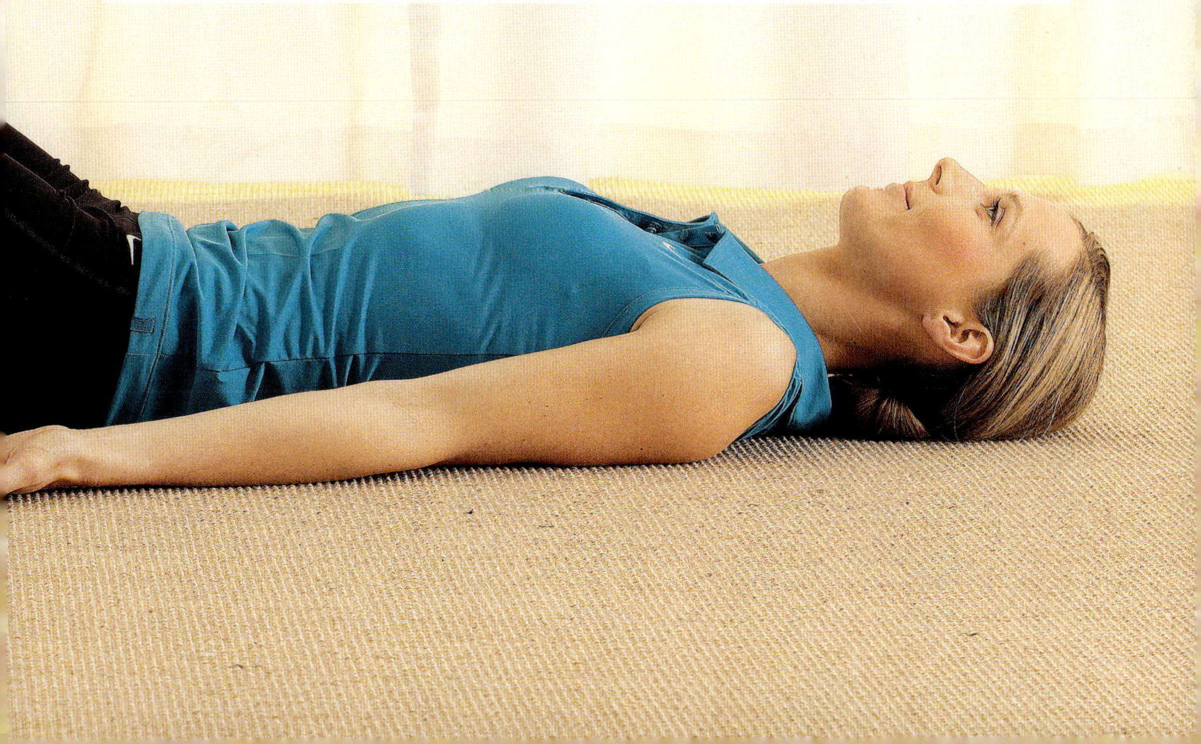

Das Auf- und Abwärmen – ein unbedingtes Muss

Vor den eigentlichen Übungen sollte immer ein kurzes, aber effektives Aufwärmprogramm stehen. Dadurch wurden die Durchblutung gefördert, der Kreislauf angeregt und Stoffwechselvorgänge in Gang gesetzt. Der Motor wird sozusagen auf Betriebstemperatur gebracht. Nach der Erwärmung und Lockerungsphase folgen die Übungen zur Muskeldehnung (siehe Seite 35 ff.). Sie dienen dazu, die Geschmeidigkeit der steifen und verkürzten Kapsel- und Bandstrukturen zu verbessern. Um die Gelenke dauerhaft zu entlasten, muss die Muskulatur stabilisiert und gekräftigt werden. Jedes Training sollte mit einem Abwärmen enden. Fünf Minuten reichen in der Regel aus, um die im Training angefallenen Schlacken auszuschwemmen. Stoffwechselprodukte können beim Verbleib im Körper Reizungen verursachen und sich kontraproduktiv auf die Regeneration auswirken. Unser Übungsprogramm ist hinsichtlich dieser Anforderungen aufgebaut.

Da die körperliche Fitness nicht bei allen Übenden dieselbe ist, beschreiben wir leichtere und schwerere Variationen.

Hinweis

Übungen, die sich auch besonders für Patienten mit Osteoporose eignen, sind mit ◎ gekennzeichnet.

1

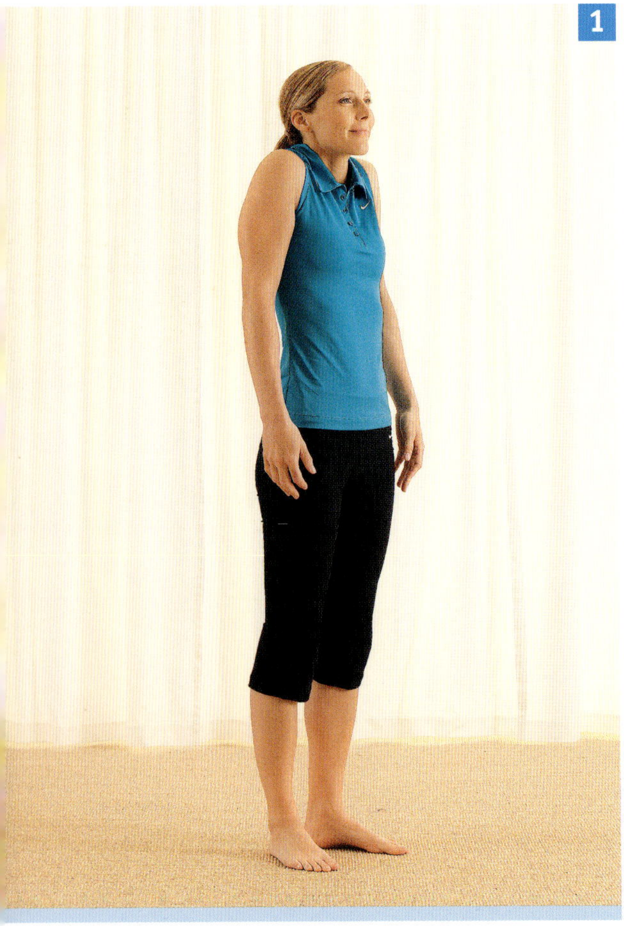

Schulterkreisen

Mit dieser Übung regen Sie den Kreislauf an und dehnen gleichzeitig bereits die Kapseln und Bänder der Schulter.

1 Beginnen Sie mit kleinen Kreisen der Schultern oder der Arme, die Sie langsam immer größer werden lassen. Das Kreisen kann in beide Richtungen oder im Wechsel erfolgen.

- Führen Sie die Übung nicht zu schnell aus. Achten Sie bei einer langsameren Durchführung auf die Korrektheit der Ausführung und auf eigene Körpersignale. Bereitet die Übung Schmerzen, sollten Sie noch langsamer und behutsamer anfangen.
- Beim »Kraulschlag« oder bei dem abwechselnden Rudern mit den Armen werden die Schulterblattregionen und auch Anteile der Brustwirbelsäule mobilisiert.

Kreisen der Handgelenke

Die Handgelenke können auf einfache Weise aufgewärmt werden.

2 Nehmen Sie hierzu eine bequeme Haltung ein und führen Sie mit den Händen kreisende Bewegungen in beide Richtungen durch. Oft werden Sie über die »knackenden« Geräusche erschrecken, die aber gerade beim Handgelenk kein Zeichen einer Arthrose sein müssen. Vielmehr werden diese Geräusche durch Verklebungen im Kapselbereich des Handgelenks hervorgerufen.

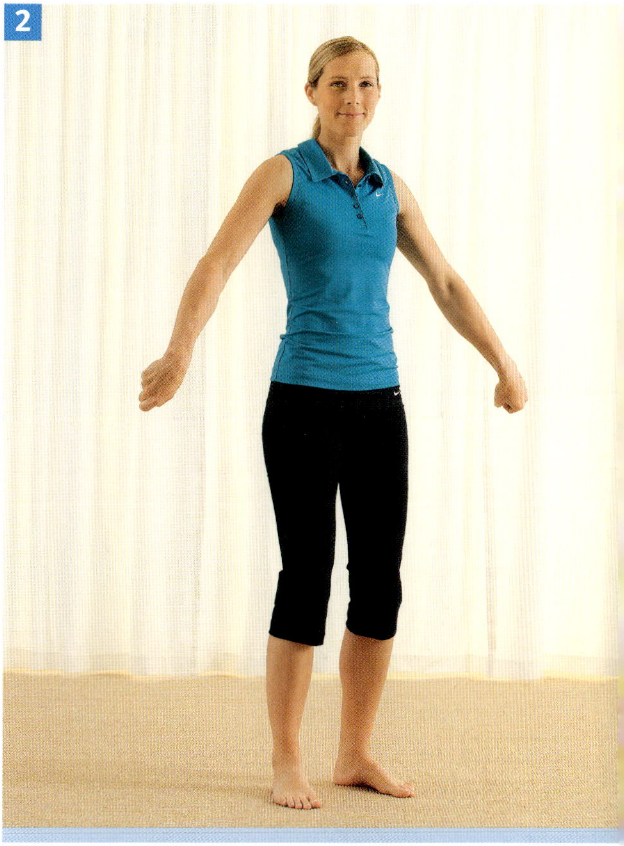
2

Gehen auf der Stelle

(ohne Abbildung)

Durch das Gehen auf der Stelle wird der Blutkreislauf weiter in Schwung gebracht sowie die Muskulatur der Brust- und Lendenwirbelsäule erwärmt. Gleichzeitig dehnen Sie die Hüftgelenke.

- Ziehen Sie bei dieser Übung die Oberschenkel möglichst weit nach oben. Bringen Sie auch die Arme ins Spiel, sodass Sie Ihren Rhythmus finden. Gehen Sie auf der Stelle, bis es Ihnen richtig warm wird, ohne dass Sie bereits schwitzen. Achten Sie auf eine kontrollierte Atmung.
- Nach einigen Minuten können Sie zu der aktiven Armbeteiligung auch eine leichte Rotation im Oberkörper ausführen. Die Gelenke der Brustwirbelsäule werden so gedehnt und gelockert und auf die folgenden Übungen vorbereitet.

Variation: Alternativ können Sie, wenn vorhanden, ein Rudergerät oder einen Crosswalker zum Aufwärmen benutzen.

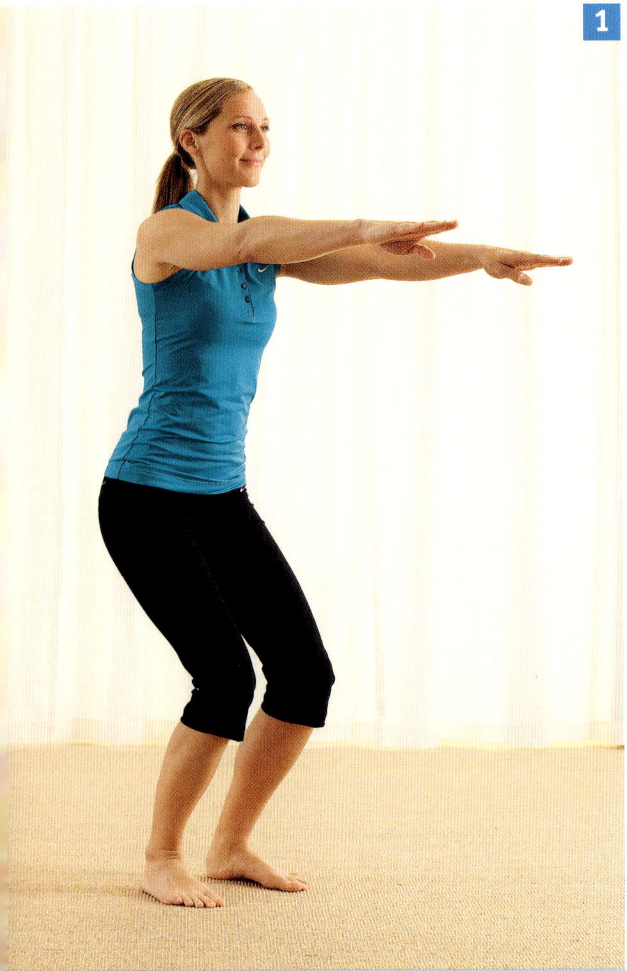

1

Kniebeuge

Um die Hüft- und Kniegelenke weiter aufzuwärmen, folgt nun die Kniebeuge.

1 Bei der Ausführung achten Sie auf einen beckenbreiten Stand. Die gesamte Stützmuskulatur des Rumpfes ist jetzt angespannt, vornehmlich die Bauchmuskulatur. Die Hüften und Knie sind leicht gebeugt, vermeiden Sie eine Streckung oder gar Überstreckung.

- Die Kopfhaltung beeinflusst maßgeblich die Haltung des Rückens. Halten Sie den Kopf zu sehr nach unten, wird Ihr Rücken zu rund. Der Blick geradeaus ist eine gute Hilfe und unterstützt die aufrechte Körperhaltung.
- Führen Sie die Kniebeugen mit vor dem Körper verschränkten oder gestreckten Armen aus.
- Absolvieren Sie 2 bis 3 zügige Serien von maximal 15 Wiederholungen.

Variation: Sie können alternativ mit einem Crosswalker, Stepper oder auch einem üblichen Fahrradergometer trainieren.

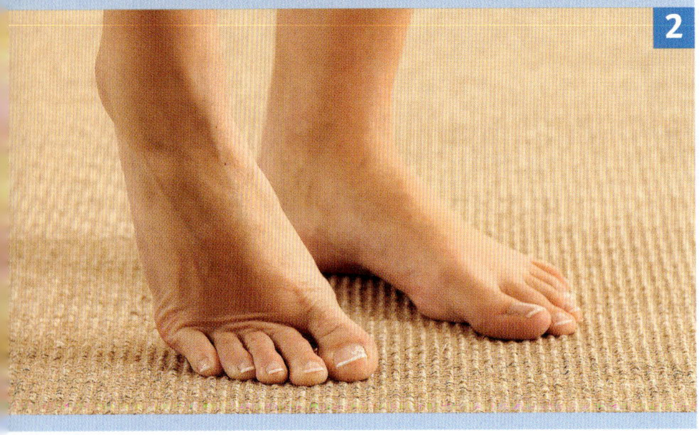

2

Fußkreisen

Das Fußkreisen können Sie stehend oder sitzend ausführen.

2 Kreisen Sie den Fuß abwechselnd in beide Richtungen. Sie werden merken, dass Sie dabei sowohl oberes und unteres Sprunggelenk als auch die Zehnen dehnen.

- Wenn Sie die Schuhe ablegen, achten Sie auf rutschfeste Socken. Sie können die Übung aber auch barfuß ausführen.

Die Dehnübungen – wichtig für Muskeln und Gelenke

Dieses wichtige Kapitel enthält Dehnübungen für alle Gelenke. Sie können sich daraus gezielt die Übungen auswählen, die Ihnen wichtig erscheinen, und Ihr eigenes Übungsprogramm zusammenstellen. Falls Sie bei der einen oder anderen Ausführung unsicher sind, sollten Sie sich mit Ihrem Orthopäden oder Physiotherapeuten absprechen.
Ziel dieser speziell entwickelten Übungen ist es, eine Muskelstabilisierung zur optimalen Gelenkführung zu erreichen. Sie werden im Verlauf Ihres Trainings eine Verbesserung der schmerzfreien Beweglichkeit erlangen, Versteifungen vorbeugen und so Ihre Lebensqualität erhalten bzw. wieder erhöhen.

Wenn Sie vor einem Spiegel trainieren können, sollten Sie die Möglichkeit zum Überprüfen der richtigen Übungsausführung unbedingt nutzen. Das gilt sowohl für die Dehn- als auch für die Kräftigungsübungen, die Sie ab Seite 54 finden.

Was Sie beim Dehnen beachten sollten

- Nach der Erwärmung und Lockerung folgt nun die Phase der Muskeldehnung. Sie sollten bei den Dehnübungen möglichst eine bequeme Ausgangsposition finden. Tasten Sie sich langsam und ohne viel nachzufedern unterhalb der Schmerzgrenze an Ihre aktuelle Gelenkbeweglichkeit heran. Oft geht diese Stellung mit einem leichten Ziehen in der gedehnten Muskelgruppe einher.
- Halten Sie die Dehnung, falls nicht anders angegeben, bis zu 20 Sekunden, nicht viel länger. Gehen Sie dann zurück in die Ausgangsposition und wiederholen Sie die Dehnung 2- bis 3-mal.
- Die effizienteste Form der Dehnung ist die sogenannte Anspannungs-Entspannungs-Dehnungs-Methode (auch PNF, propriozeptive neuromuskuläre Fazilation genannt). Der Effekt wird erzielt, indem vor der eigentlichen Dehnübung die zu dehnende Muskelgruppe über 5 bis 10 Sekunden angespannt wird, um nach einem kurzen Entspannungsintervall erneut zu dehnen.
- Wenn Sie regelmäßig üben, werden Sie bald eine deutliche Verbesserung Ihrer Dehnfähigkeit feststellen.
- Es besteht eine enge Wechselwirkung zwischen Atmung und Entspannung: Atmen Sie ruhig und gleichmäßig, wenn Sie die Dehnposition halten. Atmung und Dehnung werden so einander angepasst.

Mein Rat

Die Dehnung des Muskels sollte spürbar sein, jedoch zum Ende der Übung nachlassen. Schmerz ist immer ein Zeichen von einer Überdosierung. Lassen Sie sich bei der Ausführung Zeit!

Der »stabile Stand«

Ausgangsposition für viele Übungen ist der stabile Stand. Das bedeutet: Beide Füße stehen parallel, der Abstand ist schulterbreit. Die gesamte Stützmuskulatur des Rumpfes ist angespannt, vornehmlich die Bauchmuskulatur. Hüfte und Knie sind leicht gebeugt.

1

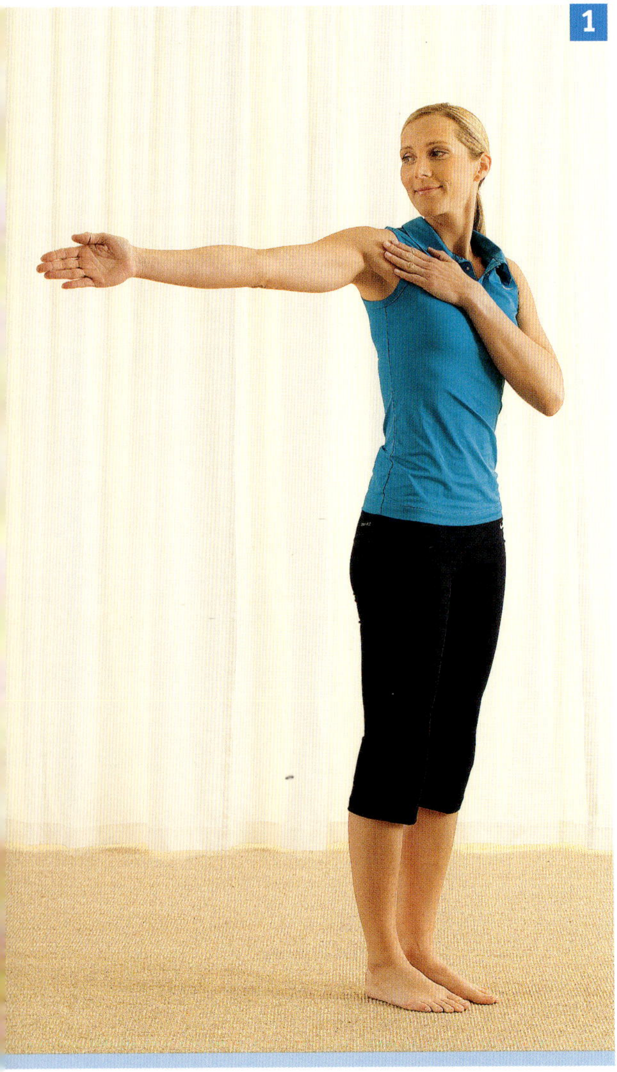

Die Dehnübungen für Brust, Oberkörper und Arme

Brustmuskulatur

Wir beginnen mit einer Dehnungsübung, die geeignet ist, Verkürzungen der Brust- und der vorderen Schultermuskulatur zu lösen. PC-Arbeit und Stress sind häufig für Haltungsfehler und verspannte Muskelgruppen verantwortlich, die unbehandelt zu Arthrosen der kleinen Brust- und Halswirbelgelenke führen.

1 Die stabile Ausgangsposition ist wichtig. Stellen Sie sich mit geschlossenen Füßen aufrecht hin. Fallen Sie nicht ins Hohlkreuz. Spannen Sie die Bauchdecke und die Rumpfmuskulatur an. Führen Sie den Arm der zu dehnenden Seite nach hinten und halten Sie ihn dort.

- Verweilen Sie so für etwa 20 Sekunden.
- Führen Sie diese Übung 2- bis 3-mal pro Seite im Wechsel aus.

Variation: Dieser »Quickie« ist schnell und effektiv. Dehnung am Türrahmen in Schrittstellung, die Hände und die im Ellenbogengelenk angewinkelten Unterarme liegen vollständig am Türstock an. Schieben Sie Ihren Oberkörper nach vorn, bis Sie die Dehnung in der Brust spüren.

Hinweis

Die Übung kann alternativ auch seitlich an einer Tür oder einem Wandvorsprung ausgeführt werden. Durch unterschiedliche Oberarmwinkel werden verschiedene Anteile der Brustmuskulatur gedehnt. Wechseln Sie also häufiger die Fixierungspunkte.

Oberer Rücken und Schulterblattmuskulatur

Auch die folgende Dehnungsübung für den oberen Rücken und die Schulterblattmuskulatur eignet sich sehr gut, Verspannungen vorzubeugen oder zu lösen, die durch eine sitzende Tätigkeit unter Stress entstehen.

2 Sie können sitzen oder stehen. Überkreuzen Sie die Handgelenke vor dem Körper, die Arme sind gebeugt. Rollen Sie den Kopf etwas nach vorn ein. Strecken Sie die gekreuzten Arme, schieben Sie die Schultern nach vorn und lassen Sie den oberen Rücken dabei rund werden. ◎

- Führen Sie auch diese Übung 2- bis 3-mal für jeweils 20 Sekunden durch.

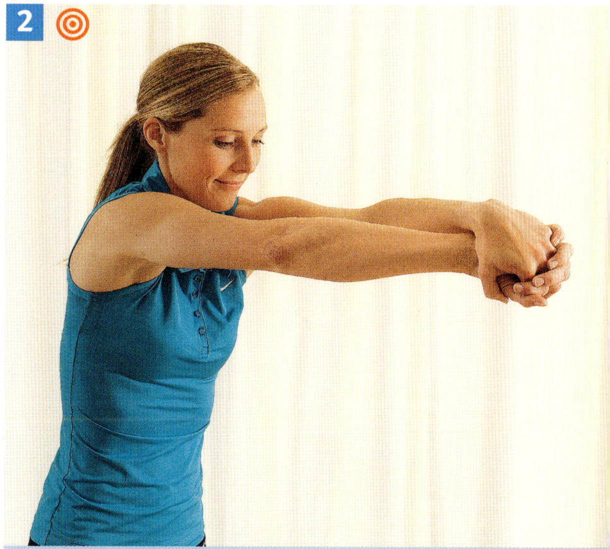

Hand- und Unterarmstrecker

Anwendung findet diese Übung neben dem Krankheitsbild des chronischen Tennisellenbogens vor allem bei Handgelenks- und Fingerarthrosen. Auch die verspannte Muskulatur der Unterarme durch langes Arbeiten mit der Maus am PC findet Entlastung.

3 Bringen Sie den linken oder rechten Arm in die Vorhalte und beugen Sie den Unterarm. Der Handrücken zeigt nach oben, als würden Sie auf die Uhr sehen. ◎

- Beugen Sie die Finger und das Handgelenk. Drehen Sie die Hand nach vorn weg vom Körper, Handgelenk und Finger sind weiterhin gebeugt. Umfassen Sie mit der anderen Hand den Handrücken und beginnen Sie, den gebeugten Arm nach vorn zu strecken. Wenn der rechte Arm gestreckt ist, dreht die linke Hand das rechte Handgelenk vorsichtig noch stärker nach unten und zur Seite.

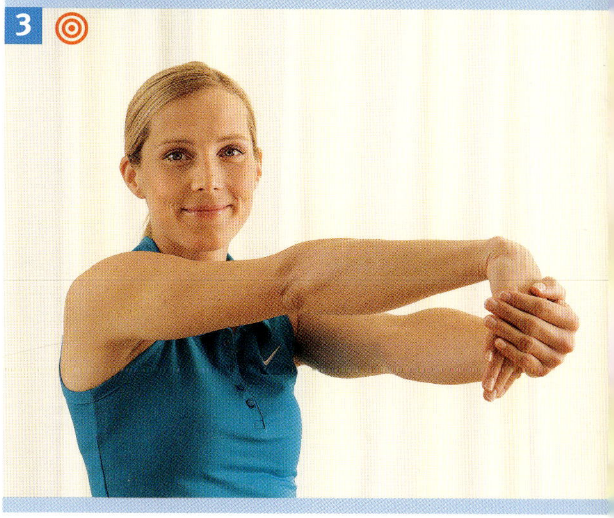

- Bei dieser Dehnübung sollten Sie die Dauer von 20 bis 30 Sekunden nicht unterschreiten und 2 oder 3 Wiederholungen ausführen.

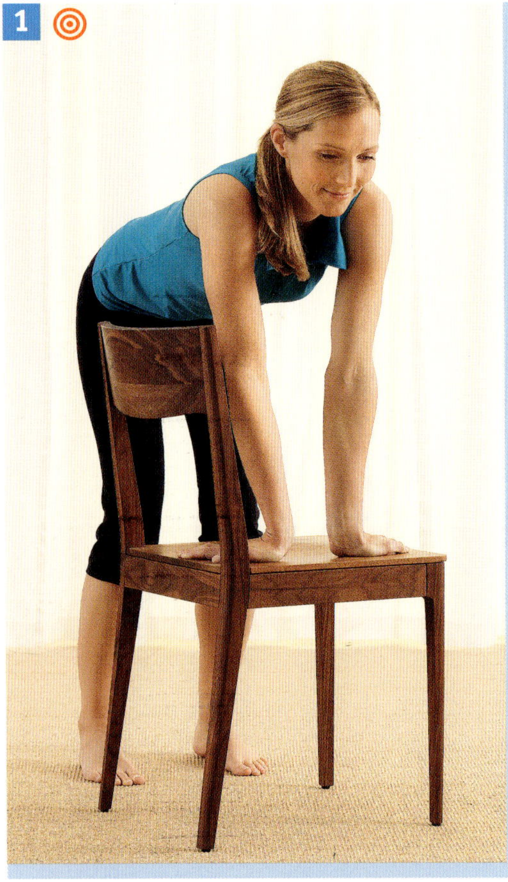

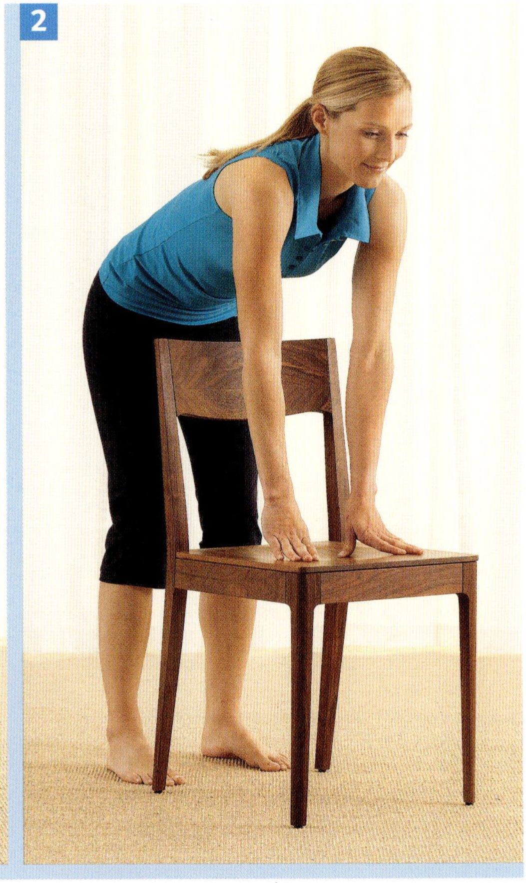

Hand-, Unterarm- und Armbeuger

Der Effekt dieser Übung ist enorm. Sie sollte bei der Ellenbogenarthrose und auch bei einer Epicondylitis (Tennis- oder Golferellenbogen) eingesetzt werden.

1 Sie benötigen hierzu einen Stuhl, einen Tisch oder eine Wand. Stellen Sie sich z. B. vor einen Stuhl und bringen Sie die flache Hand vor sich in die Dehnposition. Der Unterarm wird nach außen gedreht, der Ellenbogen ist maximal gestreckt. ◎

- Bei der Durchführung sollte die Dauer von 15 bis 20 Sekunden und 3 Wiederholungen nicht unterschritten werden.
- Ideal wäre es, diese Übung täglich zu absolvieren.

Steigerung: Wenn Sie als Fortgeschrittener nun noch leicht in die Knie gehen und damit die Schulter etwas absenken, verstärken Sie die Dehnung der Handbeuger.

Variation: Alternativ können Sie natürlich auch beide Arme vor dem Körper in die Dehnposition bringen.

Handgelenke

Dehnübungen

1.) Die Dehnübung für Brust, Oberkörper und Arme
Seite 36   2-3 mal pro Seite
15-20 Sekunden

? 2.) Hand-, Unterarm- und Armbeuger
Seite 38   3 Wiederholungen
15-20 Sekunden

3.) Handgelenke
? Seite 39
ca 30 Sekunden
2-3 mal pro Seite

Hand- und Daumengelenke

…rung dieser Dehnübung wer-
… Patienten mit einer schmerz-
…sattelgelenk- oder Hand-
… den positiven Effekt spüren.
…l Ihnen aber keine Schmerzen

…Sehnenscheidenentzündung
…Tendovaginitis stenosans)
…nung helfen. Bei dieser Er-
…sowohl das Abspreizen als
…ken des Daumens schmerzhaft.

…ich in den stabilen Stand und
…e Arme nach vorn. Das Hand-
…eßlich des Daumens wird nun
…n Ellenbogengelenk zum Klein-
…gt.

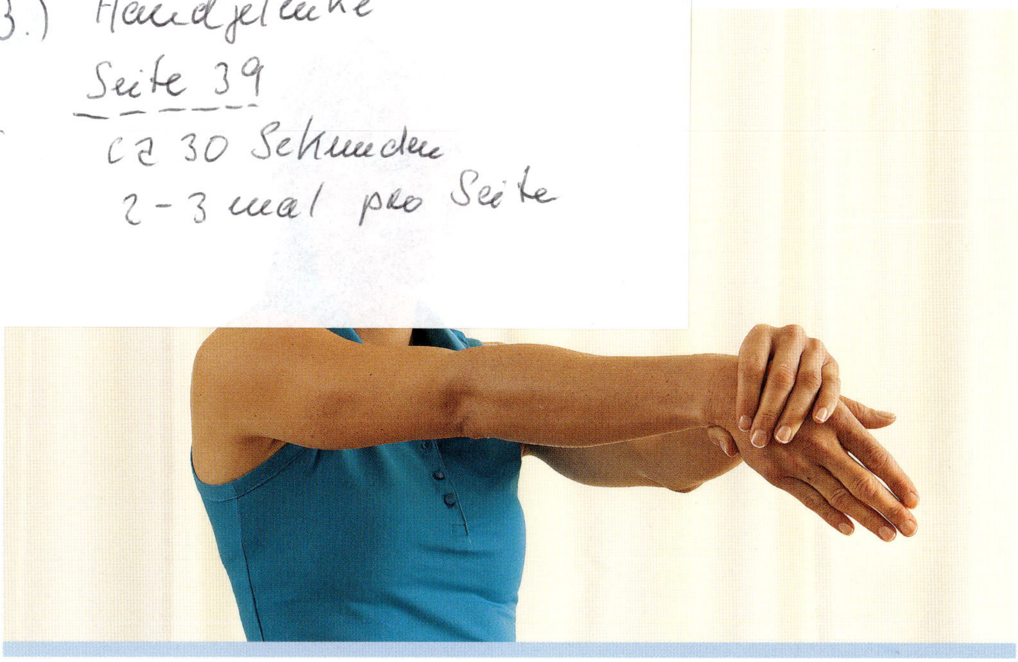

1

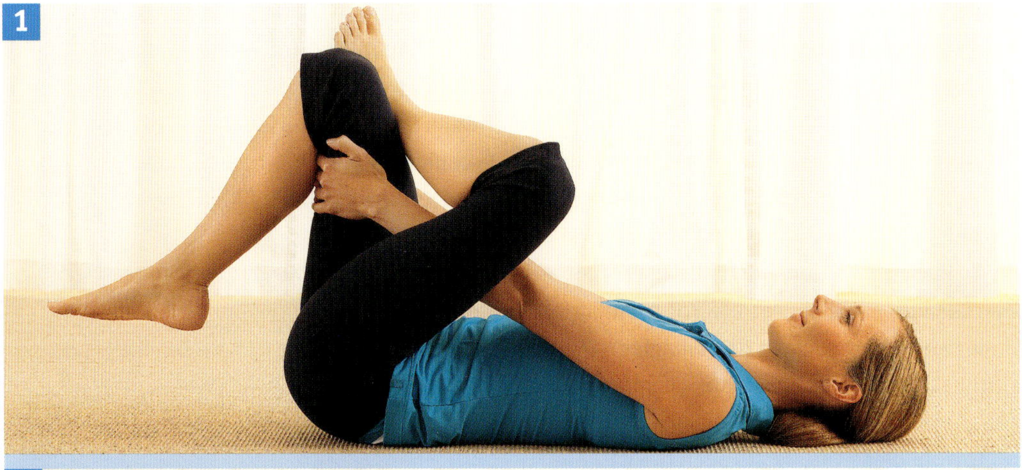

2

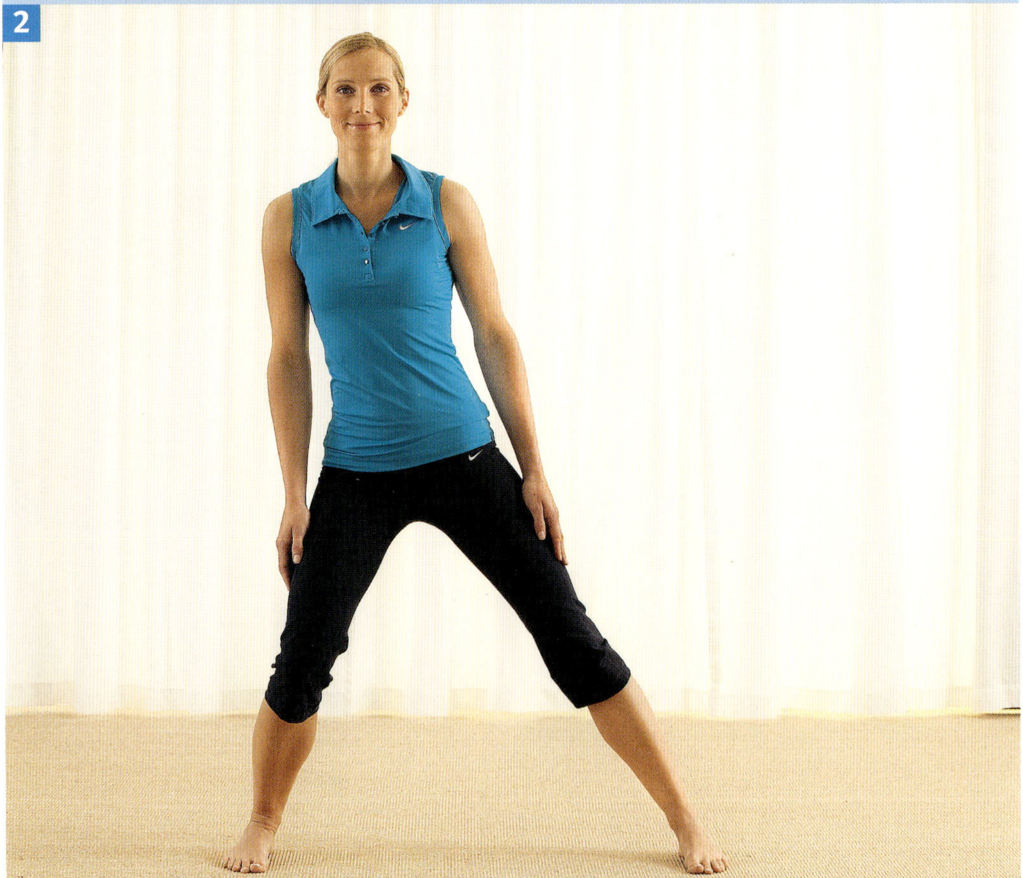

Die Dehnübungen für die Hüften

Gesäßmuskulatur

Mit dieser Übung lassen sich insbesondere Verspannungen der kleinen und großen Gesäßmuskulatur lösen. Hierdurch kommt es zu einer wichtigen Entlastung der Hüftgelenke und Sie beugen so einer Arthrose vor. Langes Sitzen, Bewegungsarmut und einseitige Belastung fördern das Auftreten der Verspannung.

1 Gehen Sie in die Rückenlage. Der Kopf kann mit einem Kissen unterlegt werden. Knie und Hüfte des rechten Beines sind stark gebeugt, das zu dehnende und ebenfalls gebeugte linke Bein ist vor dem Knie des rechten Beines platziert. Umgreifen Sie den rechten Oberschenkel mit beiden Händen. Ziehen Sie den Oberschenkel zu sich heran, bis Sie einen Zug auf der Oberschenkelaußenseite verspüren.

- Führen Sie die Übung täglich 2- bis 3-mal pro Seite und im Wechsel aus. Die Dauer der Dehnung sollte 20 bis 30 Sekunden betragen.

Variation: Langsitz auf dem Boden, die Arme stützen den Oberkörper hinter dem Gesäß ab. Ein Bein anwinkeln und dessen Fuß außen neben dem Knie des anderen Beines aufsetzen. Greifen Sie das gebeugte Knie mit der gegenseitigen Hand, ziehen Sie es über die Körpermitte und verwringen Sie den Oberkörper mit Blick zur Stützhand.

Steigerung: Zur Intensivierung der Dehnung am Gesäß können Sie das Bein noch weiter über die Körpermitte ziehen, indem Sie den Oberkörper so weit verwringen, bis Sie mit dem Ellenbogen die Knieaußenseite erreichen und fixieren. Das Bein der nicht gedehnten Seite ist zusätzlich angewinkelt. Diese Ausführungsvariation sollte den Fortgeschrittenen und sehr beweglichen Personen vorbehalten sein.

Schenkelanzieher

Bei dieser Übung werden sowohl die kurzen als auch die langen Schenkelanzieher (Adduktoren) gedehnt. Diese ziehen vom Becken zur Innenseite des Oberschenkels und des Unterschenkels.

2 Sie befinden sich im weit gegrätschten Stand. Die Hände liegen auf den Oberschenkeln. Die stabile Ausgangsstellung ist hier ebenfalls wichtig. Egal, ob Sie im Stehen oder im Sitzen üben, spannen Sie Bauchdecke und Rumpfmuskulatur an, damit Ihr Oberkörper immer aufrecht bleibt.

- Verlagern Sie das Gewicht des aufrechten Oberkörpers auf eine Seite, indem Sie das Bein beugen.
- Halten Sie diese Position für 30 Sekunden.
- Üben Sie täglich 2- bis 3-mal pro Seite im Wechsel.

Mein Rat

Vermeiden Sie schnelle und ruckartige Bewegungen. Dehnung und Atemtechnik sollten einander angepasst sein.

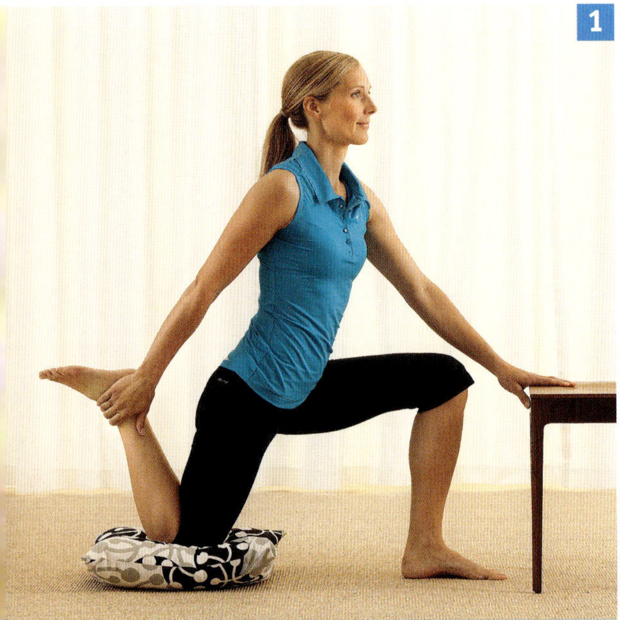
1

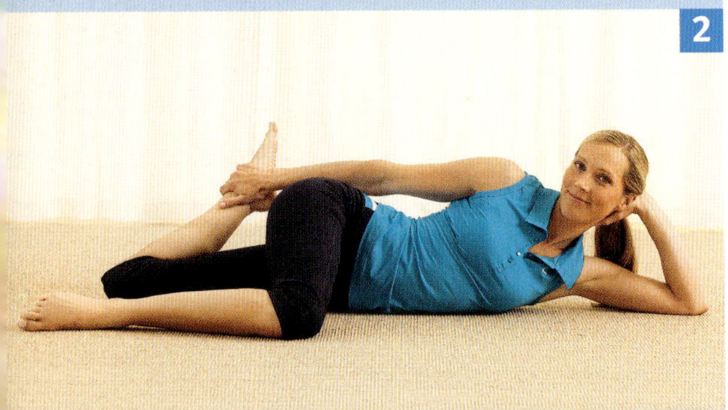
2

Hüftbeuger

Durch den großen Hüftbeuger werden Lendenwirbelsäule, Becken und Oberschenkelkopf miteinander verbunden. Diese Übung ist sehr wichtig bei einer beginnenden Hüftarthrose (Coxarthrose), denn insbesondere Verkürzungen im Beckenbereich werden gelöst. Das Auftreten dieser Verkürzung wird durch langes Sitzen und eine abgeschwächte Bauchmuskulatur gefördert. Die Verkürzung des Muskels zieht eine verschlechterte Wirbelsäulenstatik nach sich. Verkürzungen und Versteifungen im tiefen Rücken, vorzeitige Abnutzung der kleinen Wirbelgelenke sowie verstärkter Druck auf Bandscheiben und Nerven führen zu Schmerzen und der Einschränkung aktiver Bewegung.

Tipp: Diese Übung erfordert bereits ein gewisses Maß an Flexibilität der Beinstrecker. Falls Ihnen die Ausgangsposition zu instabil erscheint, stützen Sie sich mit der freien Hand einfach auf die Sitzfläche eines Stuhles oder auf etwas Ähnliches.

1 Begeben Sie sich in den Kniestand, wobei Sie das hintere Knie nach Belieben zusätzlich mit einem Kissen unterlagern können. Beugen Sie das hintere Knie, indem Sie das Sprunggelenk umfassen und die Ferse in Richtung Gesäß ziehen. Schieben Sie die Hüfte nach vorn unten.

- Halten Sie den Dehnungsreiz für 20 Sekunden.
- Wiederholen Sie die Dehnung 2- bis 3-mal pro Seite.

Variation: Sie können diese Übung auch stehend ausführen. Dabei ziehen Sie die Ferse bei gebeugtem Knie zum Gesäß.

Oberschenkelstrecker (im Liegen)

Mit der Übung wird der vom Becken zum Unterschenkel ziehende Oberschenkelstrecker gedehnt. Langes und nicht körpergerechtes Sitzen führt auch hier zu Verkürzungen.

2 Legen Sie sich auf die Seite. Beugen Sie das rechte Bein, indem Sie das Sprunggelenk umfassen und die Ferse in Richtung Gesäß ziehen. Schieben Sie die Hüfte im Anschluss nach vorn unten.

- Dehnung und Atmung sind einander angepasst.

Gehaltenes Dehnen: Täglich im Wechsel 2- bis 3-mal pro Seite ausführen und jeweils 30 Sekunden lang halten.

Variation: Auf dem Bauch liegend oder stehend, auch hier wird die Ferse bei gebeugtem Knie zum Gesäß gezogen. Die Übung im Stehen erfordert bereits ein gewisses Maß an Flexibilität der Beinstrecker. Falls Ihnen die Ausgangsposition zu instabil erscheint, stützen Sie sich mit der freien Hand einfach an einem Stuhl oder Ähnlichem ab.

Oberschenkelbeuger (im Stehen)

Sinn dieser Übung ist die Dehnung des vom Becken zum Wadenbeinkopf ziehenden Oberschenkelbeugers. Zu langes und nicht körpergerechtes Sitzen verursacht die Verkürzungen.

3 Stellen Sie sich aufrecht hin. Das zu dehnende Bein wird auf die Sitzfläche eines Hockers gelegt. Die Fußspitzen zeigen nach vorn. Fuß und Zehen werden nach oben gezogen, das Knie bleibt gestreckt. Nun neigen Sie den aufrechten Oberkörper nach vorn, bis es zur Dehnung auf der Oberschenkelrückseite kommt. Durch zusätzliches Anziehen der Fußspitzen werden die Waden in die Dehnung mit einbezogen.

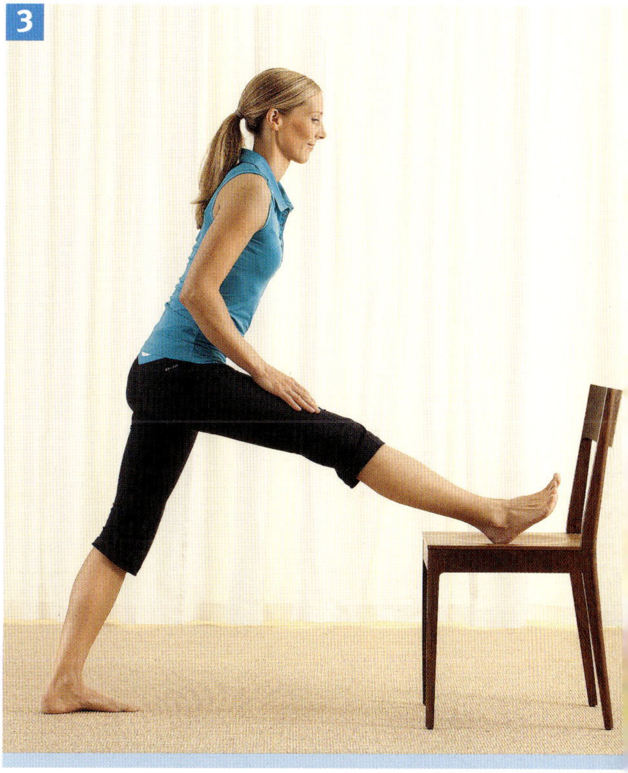

- Führen Sie die Übung täglich über einen Zeitraum von 6 Wochen als gehaltenes oder unterbrochenes Stretching durch.
- Achten Sie auf eine der Dehnung angepasste Atmung.

Variation: Üben Sie liegend mit dem Rücken auf der Matte.

Seitliche Rumpfmuskulatur

Diese Übung ist besonders geeignet, um Verspannungen im Bereich der Zwischenrippenmuskulatur zu lösen. Stress, lange PC-Arbeit und Sitzen fördern das Auftreten der Verspannungen.

1

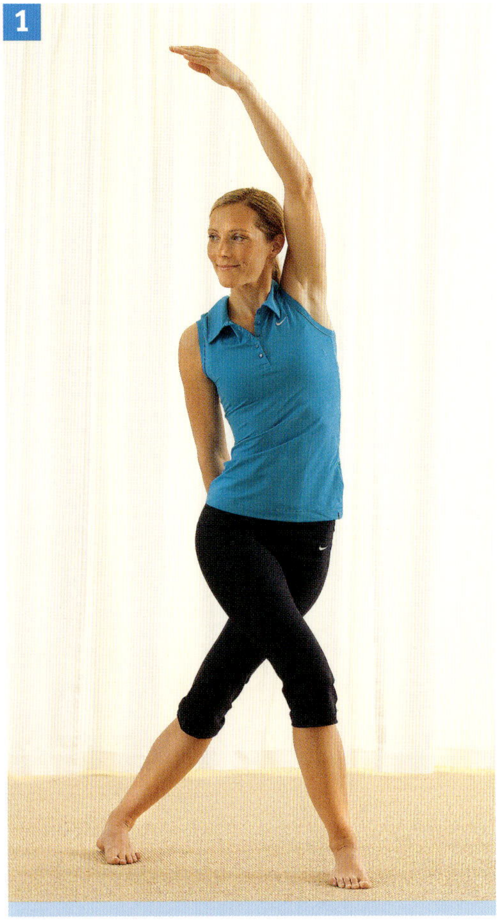

1 Sie befinden sich im aufrechten Stand und setzen das linke Bein hinter das rechte. Schieben Sie die Hüfte zur linken Seite. Der Handballen führt den gestreckten Arm nach oben und dann über die Körpermitte.

- Halten Sie die Dehnung 20 Sekunden lang.
- Achten Sie darauf, dass der Handballen ständig bestrebt ist, Sie »nach oben« zu ziehen.
- Führen Sie die Übung täglich 2- bis 3-mal pro Seite und im Wechsel aus.

Die Dehnübungen für die Knie

Das Knie ist neben der Hüfte wohl das am häufigsten von Arthrose betroffene Gelenk. Die folgenden Übungen werden die Beweglichkeit und Kraft Ihrer Knie verbessern.

Oberschenkelstrecker (im Stehen)

(ohne Abbildung)

Durch diese Übung wird der vom Becken zum Unterschenkel ziehende und auf der Vorderseite liegende Oberschenkelstrecker gedehnt. Langes und nicht körpergerechtes Sitzen sind ursächlich für Verkürzungen. Fuß- und Zehenstrecker lassen sich durch Anziehen des Fußes in die Dehnung mit einbeziehen.

- Gehen Sie in den stabilen Stand und halten Sie sich mit einer Hand fest. Beugen Sie ein Bein im Kniegelenk, indem Sie das Sprunggelenk umfassen und die Ferse in Richtung Gesäß ziehen. Die Übung lässt sich durch das Strecken im Hüftgelenk intensivieren. Achten Sie auf ständige Rumpfspannung, um beim Zurückziehen des Oberschenkels nicht ins Hohlkreuz zu fallen.
- Eine normale Flexibilität sollte einen Kontakt zwischen Ferse und Po möglich werden lassen. Erreichen Sie dies nicht, so gehen Sie nicht in den Schmerz hinein, sondern versuchen Sie sich langsam mithilfe der PNF-Methode (siehe Seite 35) zu steigern.

Steigerung: Die Übung lässt sich als Alternative aus der Seitenlage und zur Intensivierung aus dem Kniestand ausführen.

Oberschenkelbeuger (im Liegen)

Bei dieser Übung wird der vom Becken zum Wadenbeinkopf ziehende rückwärtige Oberschenkelbeuger gedehnt. Bewegungsmangel und Sitzen in einer unphysiologischen Haltung führen zur Verkürzung.

2 Gehen Sie in die Rückenlage. Sie können Ihren Kopf mit einem Kissen oder einer Rolle unterlagern, um eine angenehme Position einnehmen zu können. Ein Bein wird gestreckt auf der Unterlage fixiert, das andere in der Kniekehle angewinkelt. Verwenden Sie dazu ein Handtuch oder einen Gürtel, legen Sie dieses Hilfsmittel um die Fußsohle. Strecken Sie das angewinkelte Bein vollständig im Knie, bis es zur Dehnung auf der Oberschenkelrückseite und der Wade kommt. Ziehen Sie Fuß und Bein mit gestreckten Armen zu sich her. Das liegende Bein bleibt gestreckt und wird nicht angehoben.

- Führen Sie die Übung täglich mehrmals als gehaltenes oder unterbrochenes Stretching durch.
- Achten Sie auf ein ruhiges Ein- und Ausatmen, vermeiden Sie eine Pressatmung.
- Das Bild entspricht einer normalen Beugungsbeweglichkeit von ca. 90 Grad. Oft ist es bei verkürzter Muskulatur nicht annähernd möglich, diese Position korrekt einzunehmen. Falls das bei Ihnen der Fall ist, führen Sie die Übung ohne das Einbeziehen der Waden aus.

Steigerung: Wenn Sie die Zehenspitzen anziehen, wird zusätzlich die Wadenmuskulatur in die Dehnung einbezogen.

Variation: Die Übung kann auch mit einem Thera-Band® ausgeführt werden. So lässt sich der Dehnreiz besonders gut dosieren.

2

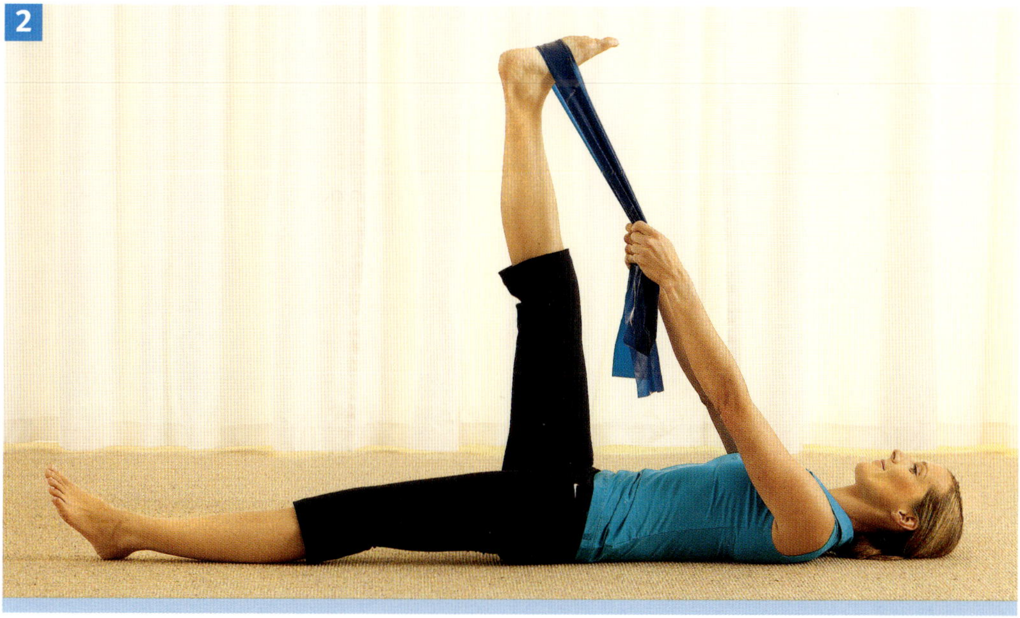

Zwillingswadenmuskel

Die Wadenmuskulatur soll gedehnt werden. Langes Sitzen und hohe Absätze fördern das Auftreten von Verkürzungen der Wadenmuskulatur und der Achillessehne. Folge davon sind wiederum verkürzte Kapsel-Band-Strukturen des Knies.

1 Gehen Sie in eine Schrittstellung: Knie und Hüfte des vorderen Beines sind leicht gebeugt. Das hintere Bein ist gestreckt und mit der Ferse auf dem Boden fixiert. Schieben Sie

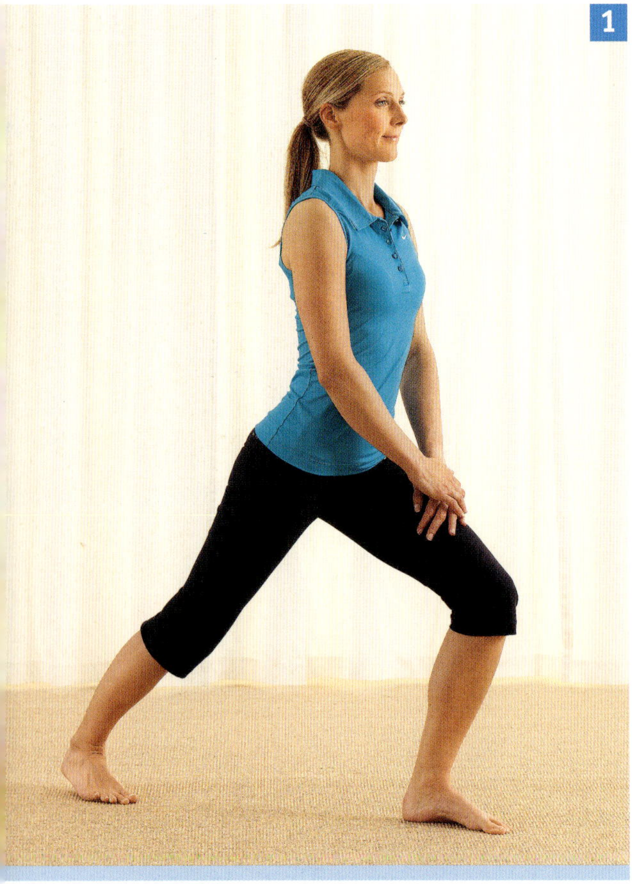

Ihren Körper nach vorn, die Ferse des hinteren Fußes behält weiter Bodenkontakt. Während der Ausführung spüren Sie ein Spannungsgefühl im Bereich der Wade des hinteren Beines.

- Diese Dehnposition sollten Sie jeden Tag 2- bis 3-mal halten.
- Wechseln Sie zwischendurch das Bein und bleiben Sie je 30 Sekunden in der Dehnung.

Steigerung: Führen Sie ein unterbrochenes Stretching durch. Üben Sie täglich im Wechsel 2- bis 3-mal pro Seite. Spannen Sie die Muskulatur 2 Sekunden lang an und lassen Sie sie dann für 4 Sekunden locker. Das unterbrochene Stretching erfordert mehr Gefühl, ist dafür noch effektiver und nachhaltiger. Es eignet sich jedoch nur für Fortgeschrittene.

Die Dehnübungen für die Füße

Fußheber und Zehenstrecker

Die seitlich neben dem Schienbein liegenden Fuß- und Zehenstrecker sowie die vom Wadenbein kommenden Fußheber werden jetzt gedehnt. Verkürzungen treten häufig im Bereich der vom Becken kommenden und in den Unterschenkel einstrahlenden Muskeln auf. Zudem führt das Tragen von hohen Schuhen zu einer Abschwächung dieser Muskeln.

2 Gehen Sie in den Fersensitz. Durch Verlagerung des Oberkörpers nach hinten entfernen sich Fuß und Unterschenkel voneinander. Oberschenkelstrecker und Gelenkkapsel werden zusätzlich gedehnt, was als Spannungsgefühl auf der Vorderseite des Oberschenkels und am Schienbein zu spüren ist.

Zwillingswadenmuskel

Die Wadenmuskulatur soll gedehnt werden.

Gehen Sie in eine Schrittstellung: Knie und Hüfte des vorderen Beines sind leicht gebeugt. Das hintere Bein ist gestreckt und mit der Ferse auf dem Boden fixiert.

Schieben Sie Ihren Körper nach vorn, die Ferse des hinteren Fußes behält weiter Bodenkontakt. Während der Ausführung spüren Sie ein Spannungsgefühl im Bereich der Wade des hinteren Beines. Zwischendurch das Bein wechseln 2 - 3 Mal ausführen. 2 - 3 Mal pro Seite. 30 Sekunden in Dehnung bleiben.

- Auch bei dieser Übung sollten Sie die Position 30 Sekunden lang halten, wenn es Ihnen möglich ist.

Zehenstrecker

Eine angeborene oder erworbene Veränderung des Fußes oder des Gangbilds kann zur Verkürzung oder zur Abschwächung der Fußmuskulatur führen.

3 Sie stehen aufrecht, nur die Zehen werden eingerollt. Durch Verlagerung des Körpergewichts werden Druck auf die Zehengelenke sowie Zug auf Kapseln, Bänder und Muskeln ausgeübt.

- Halten Sie die Dehnung möglichst 30 Sekunden lang.
- Führen Sie die Übung täglich 2- bis 3-mal pro Seite und im Wechsel aus.

Zehenbeuger

Auch die Zehenbeuger neigen zu Verkürzungen und Abschwächung und sollten daher regelmäßig gedehnt werden.

4 Begeben Sie sich in die Schrittstellung. Knie und Hüfte des vorderen Beines sind leicht gebeugt, das hintere Bein ist gestreckt und befindet sich im Zehenhochstand. Der Körper wird nach vorn geschoben, der Fußballen behält Bodenkontakt.

- Diese Übung sollten Sie täglich 2- bis 3-mal pro Seite und im Wechsel ausführen.
- Die angestrebte Dauer der Dehnung beträgt jeweils 30 Sekunden.

2

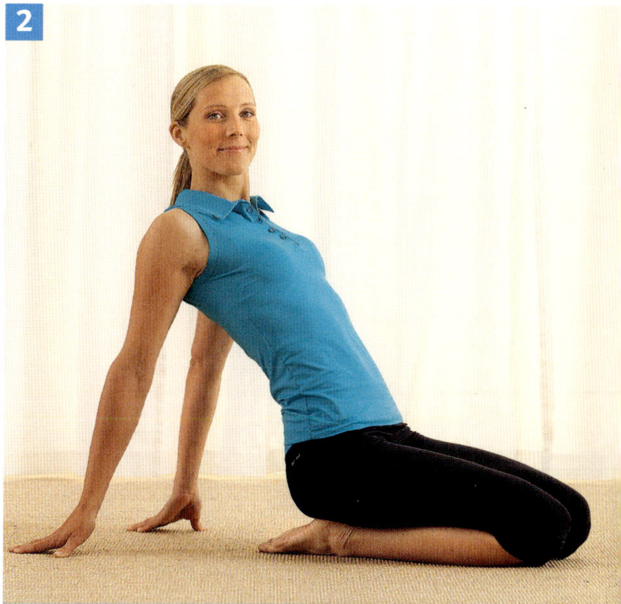

3

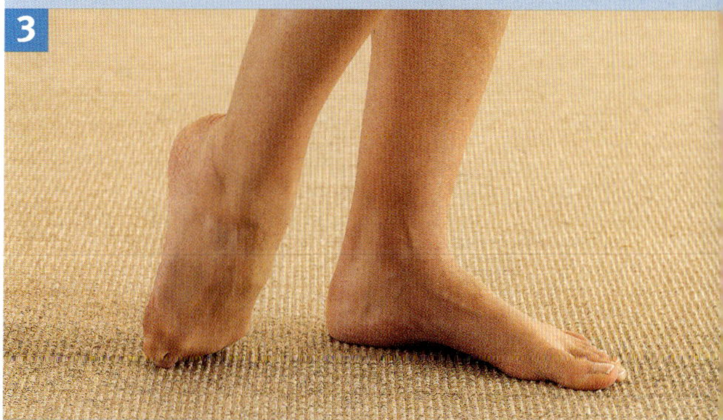

4

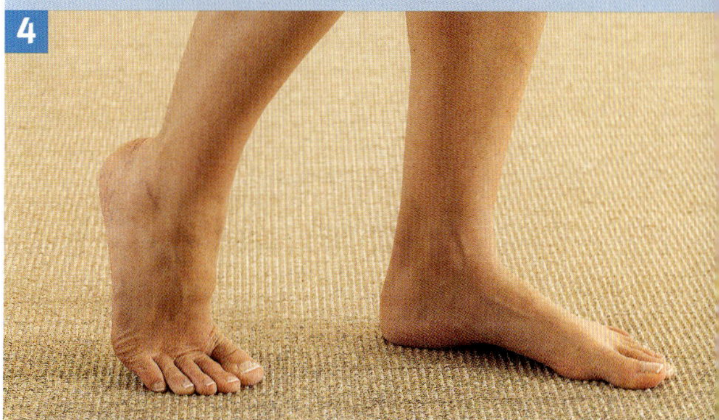

Die Dehnübungen für die Halswirbelsäule

Kurze Nackenmuskulatur

Gedehnt wird die kurze Nackenmuskulatur, die zwischen dem Schädel und den Kopfgelenken liegt. Häufigster Auslöser für Kopfschmerzen ist ein nicht körpergerechtes, zu instabiles oder statisches Sitzen – z. B. am Schreibtisch oder im Auto. Mithilfe gezielter Übungen werden die Kopfgelenke und die kleinen Wirbelgelenke der Halswirbelsäule wieder mobilisiert. Kopf- und Kiefergelenke werden durchblutet und besser mit Nährstoffen versorgt, Nerven und Gefäße entlastet.

1

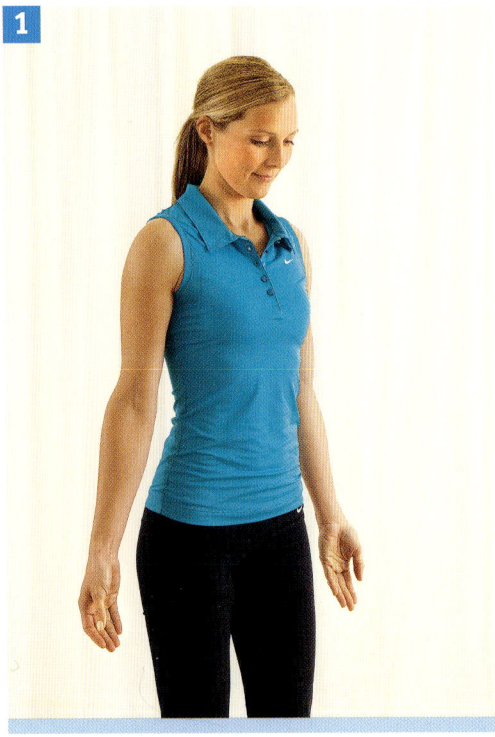

1 Setzen Sie sich gerade und stabil hin oder gehen Sie in den stabilen Stand. Bauchdecke und Rumpfmuskulatur sind angespannt. Ziehen Sie beide Hände gleichzeitig nach unten, die Schultern geraten dabei unter Zug. Der Kopf wird maximal nach vorn gedrückt. Legen Sie das Kinn, nicht die Halswirbelsäule, wie bei einer Nickbewegung vorn ab.

- Die Dehndauer von 15 bis 30 Sekunden sollte nicht unterschritten werden.
- Wiederholen Sie die Übung mehrfach.

Seitliche Hals- und Nackenmuskulatur

Diese Übung ist besonders geeignet, um Verspannungen im Bereich der Halswirbelsäule zu lösen, die unbehandelt zu schweren Arthrosen der kleinen Halswirbelsäulengelenke führen. Stress, PC-Arbeit und langes Sitzen fördern – wie Sie ja wissen – das Auftreten von Verspannungen. Versuchen Sie, diese Verspannungen gezielt durch die folgende Übung zu lösen.

2 Die stabile Ausgangsstellung ist äußerst wichtig. Egal, ob Sie im Stehen oder Sitzen üben, spannen Sie die Bauchdecke und die Rumpfmuskulatur an. Dadurch bleibt Ihr Oberkörper immer aufrecht. Der linke Handballen zieht die linke Schulter nach unten. Der Kopf wird zur rechten Seite geführt.

- Achten Sie darauf, dass Sie die Dehndauer von 15 bis 30 Sekunden nicht unterschreiten.
- Wechseln Sie die Seiten und wiederholen Sie die Dehnung mehrfach.

Steigerung: Fortgeschrittene können das unterbrochene Stretching durchführen. Dabei wird der Muskel mehrmals für einige Sekunden aktiv angespannt. Dies erfordert mehr Gefühl, ist dafür noch effektiver und

Hinweis

Führen Sie die Übung nur in ausreichend klimatisierten Räumen durch, der gelegentliche Griff zur Wasserflasche darf dabei nicht fehlen.

stabile, aber bequeme
Der linke Handballen zieht
ach unten. Drehen Sie
m Doppelkinn zur rechten

ekunden in dieser Posi-
n Sie die Seite.
diesen Vorgang 2- bis
g sollte fester Bestandteil
werden.

Seite 49

Kopfdreher

Wählen Sie eine stabile, aber bequeme Ausgangsposition.
Der linke Handballen zieht die linke Schulter nach unten. Drehen Sie den Kopf bei leichtem Doppelkinn zur rechten Schulter.
Bleiben Sie 30 Sekunden in dieser Position, dann wechseln Sie die Seite.
Wiederholen Sie diese Übung 2-3 mal.
Diese Übung sollte fester Bestandteil Ihres Tagesablaufes werden.

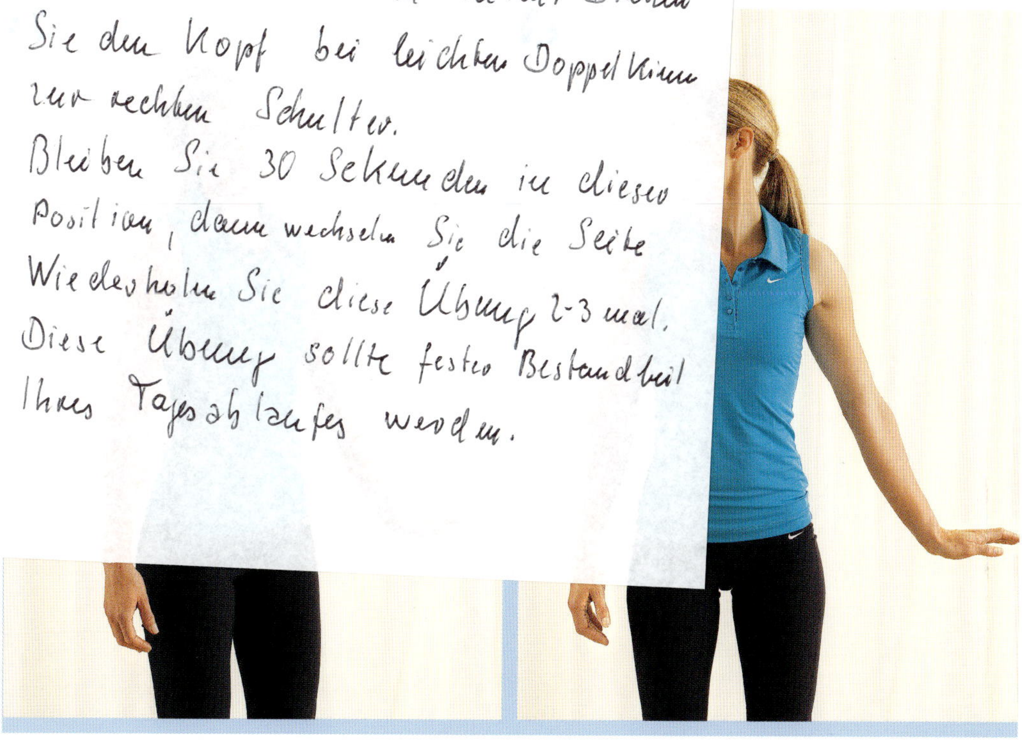

Die Dehnübungen für die Brustwirbelsäule

Mobilität durch Streckung

Statisches Sitzen oder eine einseitige Verlagerung des Oberkörperschwerpunkts nach vorn oder hinten verändert über kurz oder lang Ihre Wirbelsäulenstatik. Dadurch kommt es zu Muskelverkürzungen und Überlastungen. Folgen sind schlaffe und überdehnte Bänder, Sehnen und Kapseln. Daraus resultieren verspannte Muskeln, Knorpelverschleiß und damit vorzeitige Abnutzung der Gelenke. Übungen für die Mobilität dienen dem Erhalt und der Wiederherstellung der Gelenkbeweglichkeit.

1 Stellen Sie sich breitbeinig hin. Knie und Hüften sind leicht gebeugt, auf keinen Fall gestreckt oder überstreckt. Stützen Sie sich mit beiden Händen an einer Stuhllehne ab. Lassen Sie sich durch Ihr Eigengewicht in die Bewegung fallen. Dies sollte jedoch nicht ruckartig, sondern kontrolliert erfolgen. Nun ziehen Sie aktiv den Oberkörper nach unten, um die Mobilisation zu intensivieren.

- Führen Sie die Übung als Block in 3 bis 4 Serien mit 10 Wiederholungen durch.

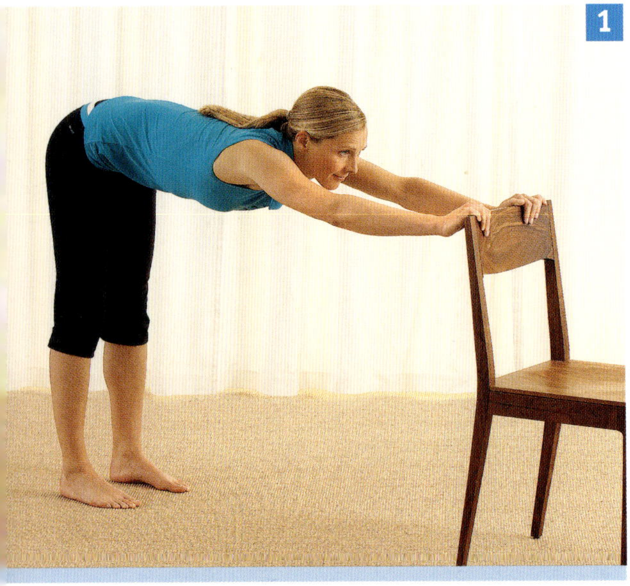
1

Mobilität durch Rotation

Durch fehlende Stabilität in der Aufrichtung werden die physiologischen Krümmungen der Wirbelsäule aufgehoben oder verstärkt. Die normale Wölbung der Brustwirbelsäule nach außen führt zur ausgeprägten Form eines Rundrückens. Durch Veränderung der Statik gerät das muskuläre Gleichgewicht außer Kontrolle. Es kommt zu Verkürzungen auf der einen Seite und Schwächungen der Muskelketten auf der anderen Seite. Dieses unbeabsichtigte »Rundmachen« des Rückens wirkt sich auch negativ auf die Atmung aus und Sie ermüden schneller.

2 Legen Sie sich stabil auf die Seite, der Kopf kann mit einer Rolle oder einem Kissen unterlegt werden. Knie und Hüften sind stark gebeugt. Beide Arme befinden sich seitlich neben dem Körper auf Schulterhöhe.

3 Drehen Sie den Oberkörper, den Kopf und den oberen Arm zur gegenüberliegenden Seite, um ihn dort auf gleicher Höhe abzulegen.

- Führen Sie die Übung anschließend mit der anderen Seite aus.

2

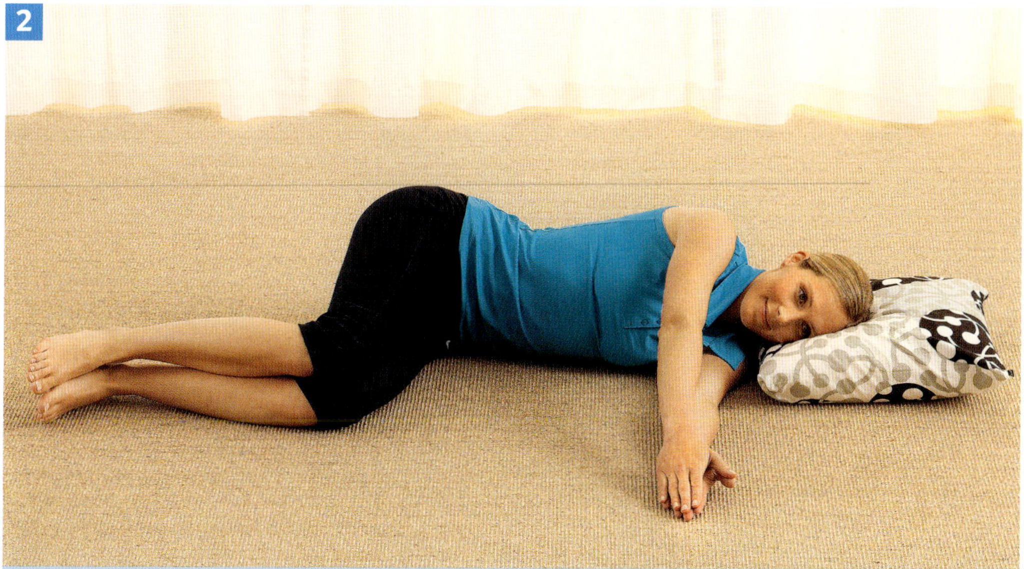

3

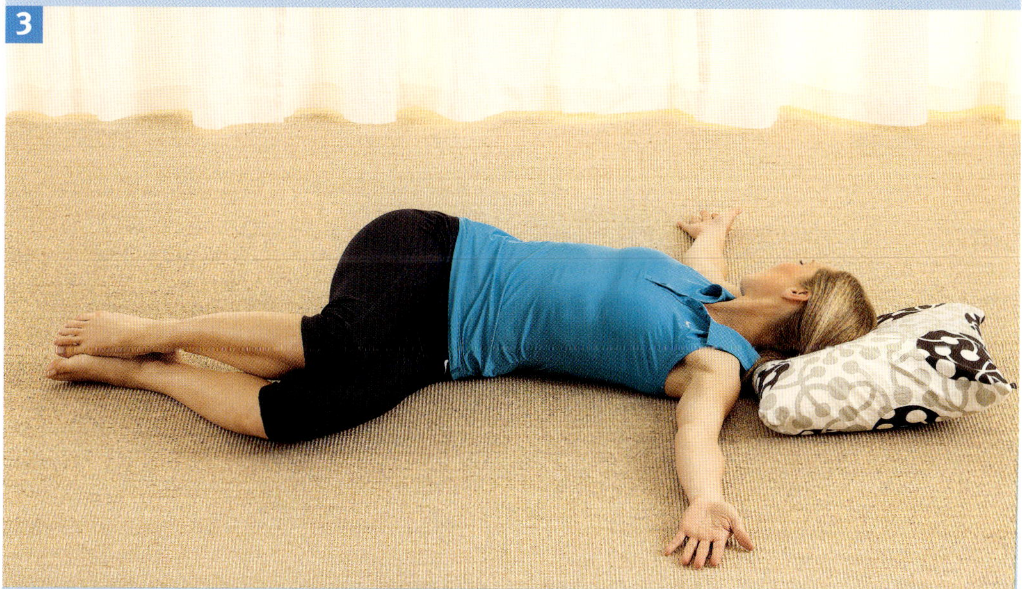

- Pro Seite sollten Sie 20 bis 30 Wiederholungen ohne Pause durchführen. Wenn Sie das nicht schaffen, pausieren Sie zwischendurch. Ideal wäre ein Block in 3 bis 4 Serien.

Hinweis: Bei manchen Menschen kommt es bei der Übung zu »knackenden« Geräuschen. Sie entstehen meist durch das Lösen von Verklebungen an den Wirbelgelenken.

1

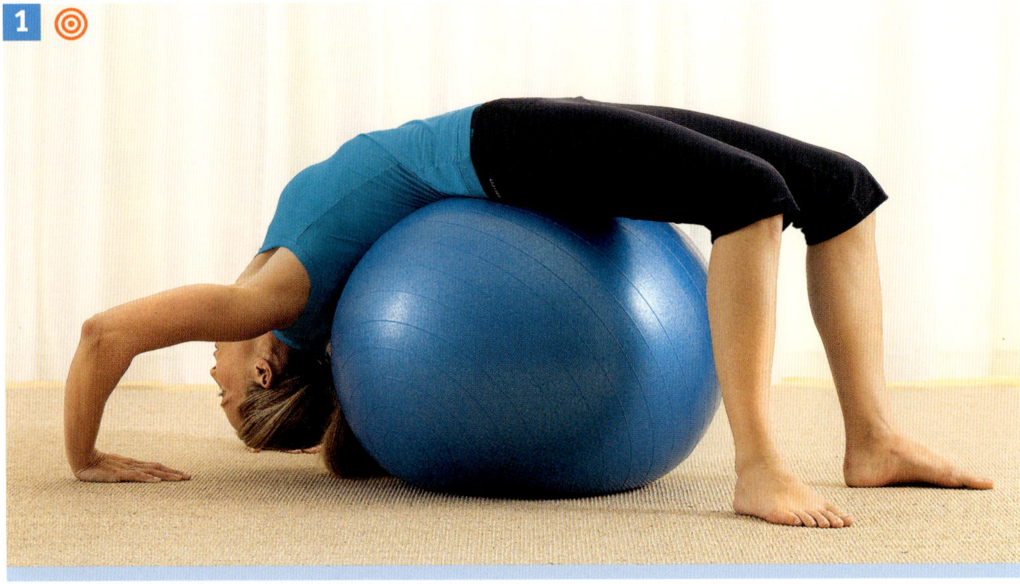

Mobilisation auf dem Physioball

Sitzend oder stehend eingenommene Zwangshaltungen führen unabdingbar zur Verkürzung oder zur Abschwächung der Muskeln. Die Brustbein-Rippen-Gelenke sollen jetzt entlastet werden. Die Brustwirbelsäule wird physiologisch nach hinten in die Streckung mobilisiert, verspannte zwischen den Rippen liegende Muskeln werden gedehnt. Durch vorsichtiges Abrollen des Oberkörpers nach oben oder nach unten werden einzelne Segmente der Wirbelsäule mobilisiert.

1 Setzen Sie sich auf einen Physioball. Nehmen Sie langsam die Dehnposition ein, das heißt, rollen Sie mit dem Oberkörper nach hinten, bis Sie mit dem Rücken auf dem Ball liegen. Schmerzen dürfen nicht aufkommen.

- Die Übung sollten Sie mehrmals täglich ausführen. Atmen Sie gleichmäßig!

Die Dehnübungen für die Lendenwirbelsäule

Rückenstrecker

Arthrosen der stark belasteten Gelenke der Lendenwirbelsäule sind die baldige Folge von Verspannungen des Rückenstreckers. Nicht wirbelsäulengerechtes Sitzen, Stress und langes Arbeiten am PC sind verantwortlich für das Auftreten der Verspannungen. Arthrosebeschwerden der Lendenwirbelsäule äußern sich häufig durch einen andauernden Schmerz, der sich in der Nacht verstärken kann und sich je nach Schlafposition verändert. Ausstrahlende Schmerzen in die Beine müssen nicht immer durch einen Bandscheibenvorfall ausgelöst werden. Sie sind häufig eine Schmerzweiterleitung der kleinen Wirbelgelenke. Bei ausstrahlenden Schmerzen in die Beine sollten Sie in jedem Fall zum Arzt!

Dehnübungen für die Lendenwirbelsäule

Rückenstrecker

Setzen Sie sich mit weit gespreizten Beinen auf die Kante eines stabilen Stuhles. Beugen Sie den Oberkörper langsam nach vorn und berühren Sie mit den Händen den Boden. Halten Sie sich mit den Händen an den Knöcheln fest und ziehen Sie den Oberkörper noch weiter hinunter.

2 Setzen Sie sich mit weit gespreizten Beinen auf die Kante eines stabilen Stuhles. Beugen Sie den Oberkörper langsam nach vorn und berühren Sie mit den Händen den Boden. Halten Sie sich mit den Händen an den Knöcheln oder den Stuhlbeinen fest und ziehen Sie den Oberkörper noch weiter hinunter. Das intensiviert die Übung.

- Versuchen Sie, sich in der Dehnposition zu entspannen, indem Sie sich bewusst auf eine tiefe Ausatmung konzentrieren.

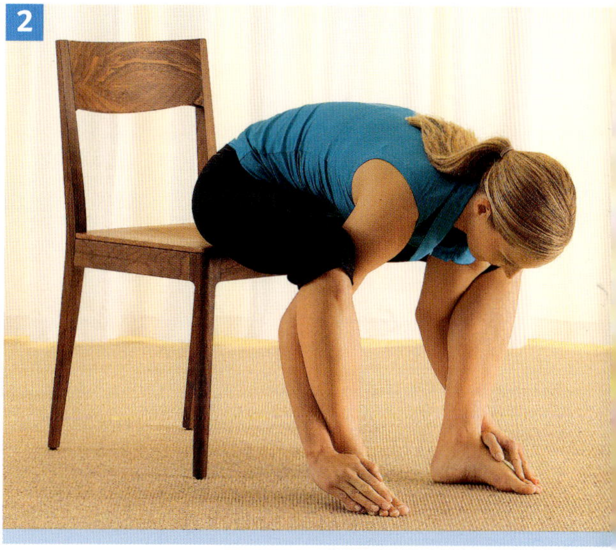

Steigerung

Alternativ lässt sich die Übung auch im Fersensitz ausüben.

3 Beugen Sie den Oberkörper langsam nach vorn, mit der Stirn in Richtung Boden. Das Gesäß sollte Kontakt zu den Fersen behalten. Mit dem Kopf auf der Matte angelangt, umfassen die Hände die Fußknöchel, die Arme üben etwas Zug aus. Die Schultern lassen Sie hängen. Atmen Sie tief aus. Diese Position nennt man auch Päckchenstellung.

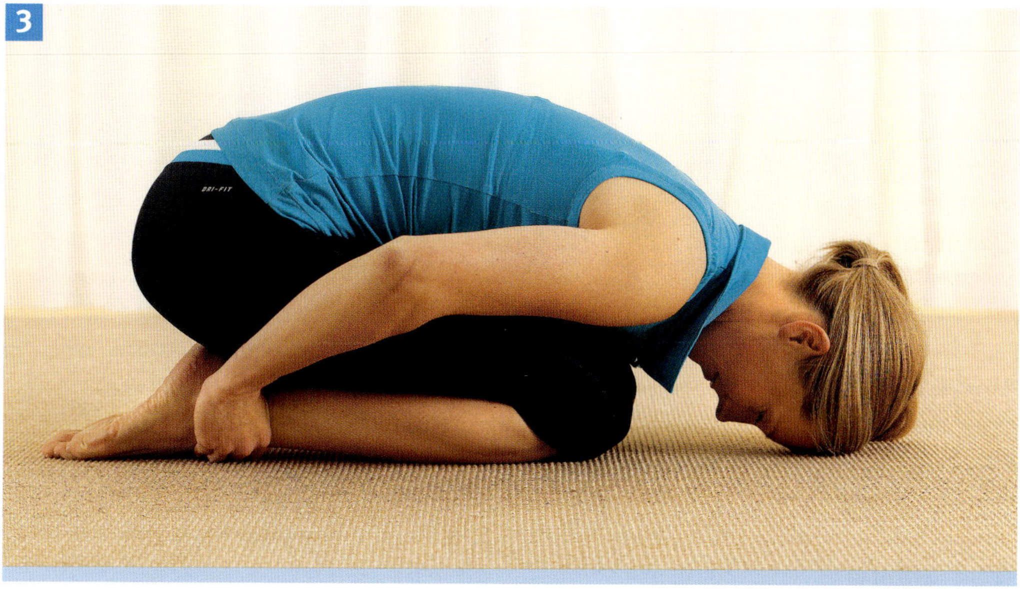

Die Kräftigungsübungen – für stabile Gelenke

Die Übungen zur Muskelkräftigung können entweder dynamisch (isotonisch) unter Muskelverkürzung wie etwa beim Liegestütz ausgeführt werden oder statisch (isometrisch) ohne Muskelverkürzung wie bei den klassischen Anspannungsübungen.
Man sollte neben dem Ziel der Kräftigung auch ein Gefühl für das Anspannen und Entspannen entwickeln, um so den eigenen Körper besser einschätzen zu können. Betonen möchte ich auch, dass Sie Ihr arthrotisches Gelenk richtig und stabil in Position bringen und es nicht überfordern sollen. Achten Sie auf eine exakte Übungsausführung. Weniger ist hier oft mehr!

Bei den Übungen werden die Begriffe »Wiederholung« und »Satz« verwendet.

- Eine **Wiederholung** ist der Bewegungsablauf einer Übung von der Anfangs- bis zur Endposition.
- Ein **Satz** bezeichnet mehrere Wiederholungen einer Übung, die ohne Pause ausgeführt werden.

Ausgangsposition für zahlreiche Übungen ist auch hier wieder **der stabile Stand**. Das bedeutet: Beide Füße stehen parallel, der Abstand ist schulterbreit. Die gesamte Stützmuskulatur des Rumpfes ist angespannt, vornehmlich die Bauchmuskulatur. Hüfte und Knie sind leicht gebeugt.
Für die Ausführung der meisten Übungen benötigen Sie keine Geräte. Lediglich für einige ist die Anschaffung von Kleingeräten wie Physio- oder Gymnastikball, Thera-Band®, Hanteln oder Gymnastikstab zu empfehlen. Wer sich keinen Gymnastikstab kaufen will, kann auch einen Besenstiel verwenden.
Thera-Bänder® gibt es in verschiedenen Farben. Jede Farbe kennzeichnet eine bestimmte Zugstärke. Der Handel bietet Bänder von »extra leicht« bis »sehr schwer« an.
Auch Hanteln können Sie mit unterschiedlichem Gewicht kaufen. Für Einsteiger empfiehlt sich die Verwendung von 1 Kilogramm schweren Handgewichten.

Die Kräftigungsübungen für die Schultern

Liegestütze

Bei dieser Übung werden sowohl Arme, Schultergelenke und Schultergürtel als auch der gesamte Rumpf trainiert. Kein Muskel wird isoliert belastet, sondern eine ganze Muskelkette.
Die Übung lässt sich für Ungeübte gegen eine Wand oder mit angewinkelten Knien ausführen. Fortgeschrittenen lege ich die normale Ausführung oder mit einer Erhöhung unter den Füßen nahe.

1 Die Beine sind in den Knien je nach Leistungsstand angewinkelt oder gestreckt. Die Hände werden leicht nach innen gedreht und etwa schulterbreit aufgesetzt. ◎

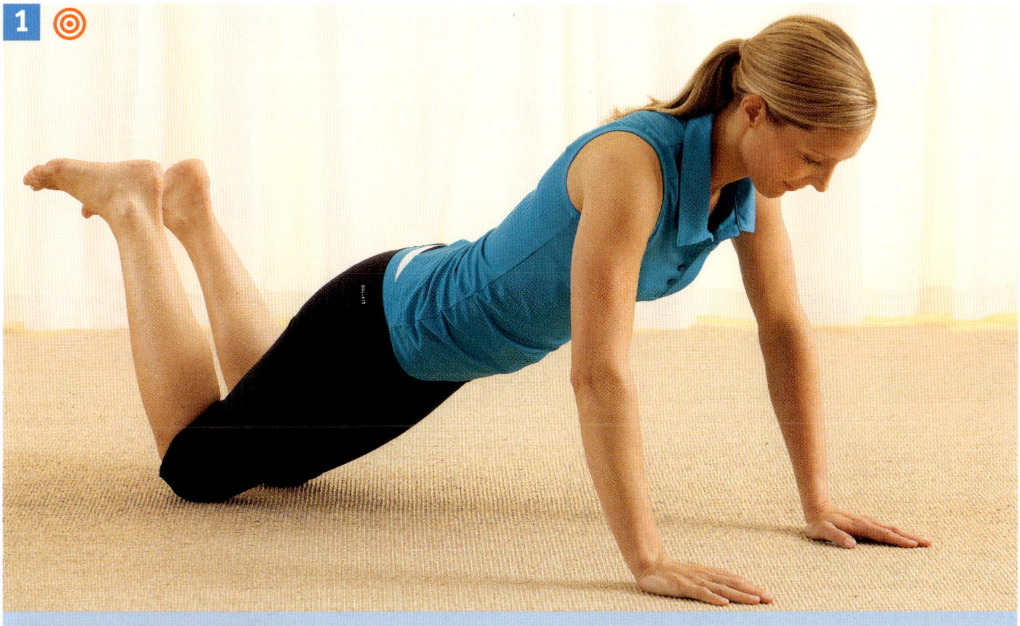

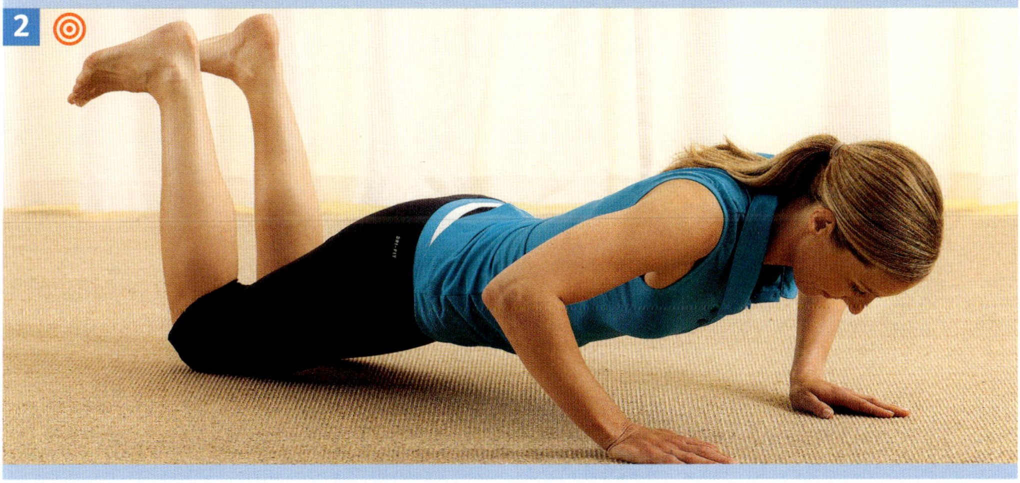

2 Beugen Sie langsam die Arme, bis Boden und Nasenspitze sich berühren. Nicht der Bauch, sondern die Brust sollte sich der Unterlage als Erstes nähern. Achten Sie auf ständige Rumpfstabilisation.

- Fallen Sie nicht ins Hohlkreuz.
- Führen Sie die Übung in 3 bis 4 Wiederholungen durch, bis Sie richtig müde sind. Zwischen den Sätzen legen Sie eine Pause von 60 Sekunden ein.
- Kontrollieren Sie sich, wenn möglich, vor dem Spiegel.

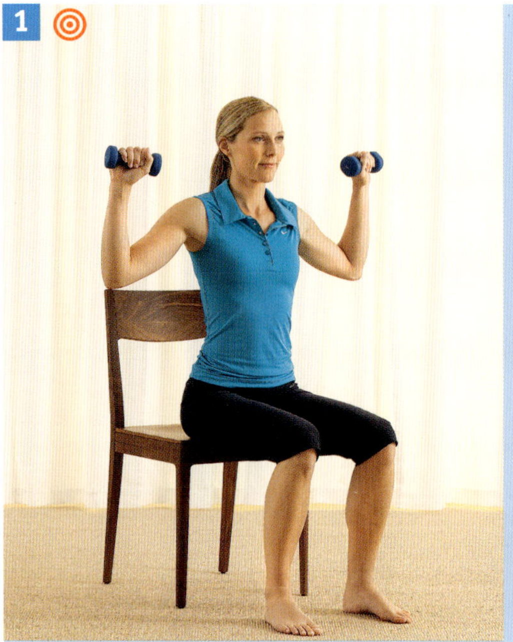

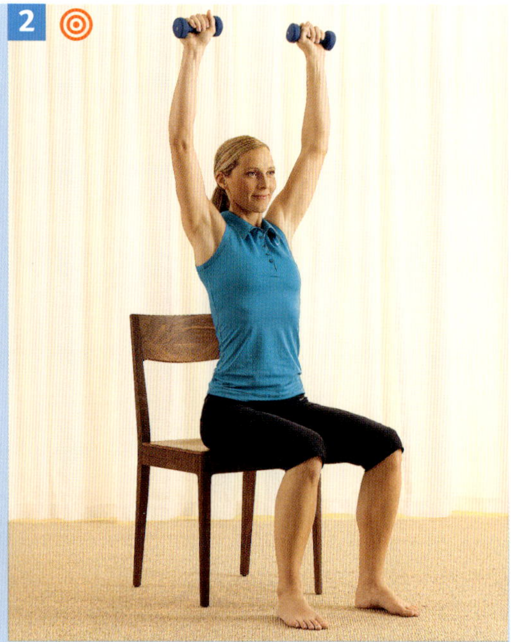

Schulterdrücken

Abnutzungserscheinungen spielen beim Schultergelenk eine untergeordnete Rolle. Hängende und nach vorn gezogene Schultern sind häufig Schuld an der Verkalkung und Verhärtung von Muskeln und Sehnenansätzen und der unphysiologischen Belastung der Nebengelenke des Schultergürtels.

Die Übung dient dem Aufbau der Muskulatur von Schulter und Nacken. Sie lässt sich mit Kurzhanteln, einer Langhantel, einem Besenstiel oder statisch durch Druck beider Hände gegen den oberen Türrahmen ausführen.

1 Sie sitzen auf einem Hocker oder einem Stuhl. Der Blick ist nach vorn gerichtet, die Schulterblätter sind nach hinten gezogen. Nehmen Sie die Kurzhanteln in die Hände und halten Sie sie mit den Handrücken nach hinten etwas über Schulterhöhe.

2 Nun führen Sie die Hanteln flüssig 15- bis 20-mal über den Kopf nach oben zusammen und senken sie wieder bis auf Schulterhöhe.

- Beim Anheben der Arme atmen Sie aus, beim Absenken ein.
- Die Übung sollte 3 bis 4 Sätze umfassen.
- Legen Sie zwischen den Sätzen eine Pause von 1 bis 2 Minuten ein.

Frontheben (im Stehen)

Die Übung stabilisiert den Schultergürtel und die vordere Schultermuskulatur. Die Brustwirbelsäule wird gestreckt. Muskeln, die im Alltag vorwiegend statisch beansprucht sind,

Schulterdrücken

Die Übung dient dem Aufbau der Muskulatur von Schulter u. Nacken.

Mit Kurzhanteln ausführen

Sie sitzen auf einem Stuhl. Der Blick ist nach vorn gerichtet, die Schulterblätter sind nach hinten gezogen. Nehmen sie die Kurzhanteln in die Hände und halten sie sie mit den Handrücken nach hinten etwas über die Schulter. Nun führen sie die Hanteln flüssig 15-20 mal über den Kopf nach oben zusammen und senken sie wieder bis auf Schulterhöhe. Beim Anheben der Arme atmen sie aus, beim Absenken ein.

werden bewegt. Es erfolgt eine Mobilisierung von Schulterblättern und Nebengelenken, wodurch eine Steifheit und Verspanntheit des Nackens verringert wird.

3 Gehen Sie in den stabilen Stand. Die gesamte Stützmuskulatur des Rumpfes ist angespannt. Hüften und Knie sind leicht gebeugt. Das Thera-Band® wird mit beiden Füßen fixiert, sodass es bei herabhängenden Armen gespannt ist. ◎

4 Heben Sie beide Arme gleichzeitig nach oben, bis sie gestreckt in der Horizontalen sind (nicht höher). Die Handrücken zeigen nach oben. Achten Sie darauf, die Handgelenke nicht abzuknicken. ◎

- Führen Sie 15 bis 20 flüssige Wiederholungen ohne Pause aus. Erholen Sie sich 1 Minute lang, dann folgen noch 3 bis 4 Sätze.

Variation: Die Übung lässt sich auch mit Kurzhanteln durchführen.

Steigerung: Fortgeschrittene können auch die einarmige oder die abwechselnde Variation durchführen. Bei der einarmigen Ausführung bleibt ein Arm in Ausgangsposition, der andere führt die Bewegung nach oben aus. Der Seitenwechsel erfolgt ohne Pause. Bei der abwechselnden Ausführung bewegen sich beide Arme zur gleichen Zeit im Wechsel.

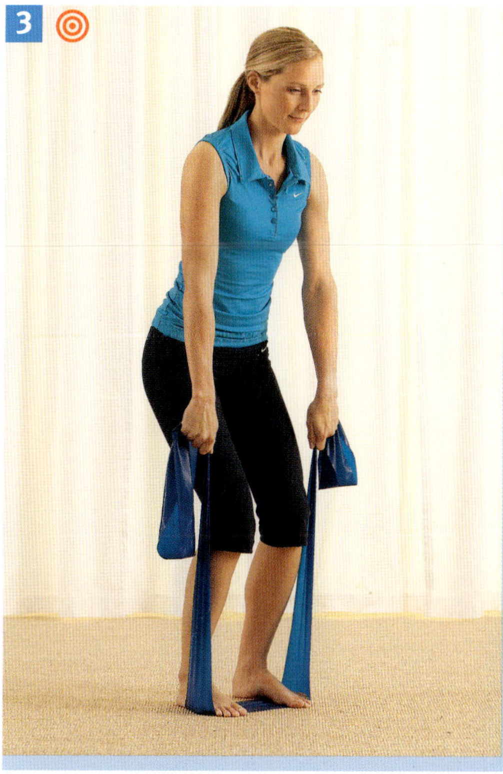

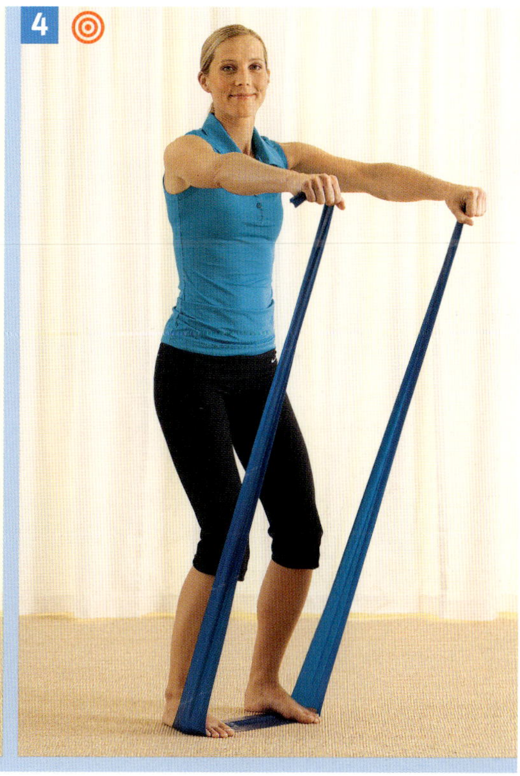

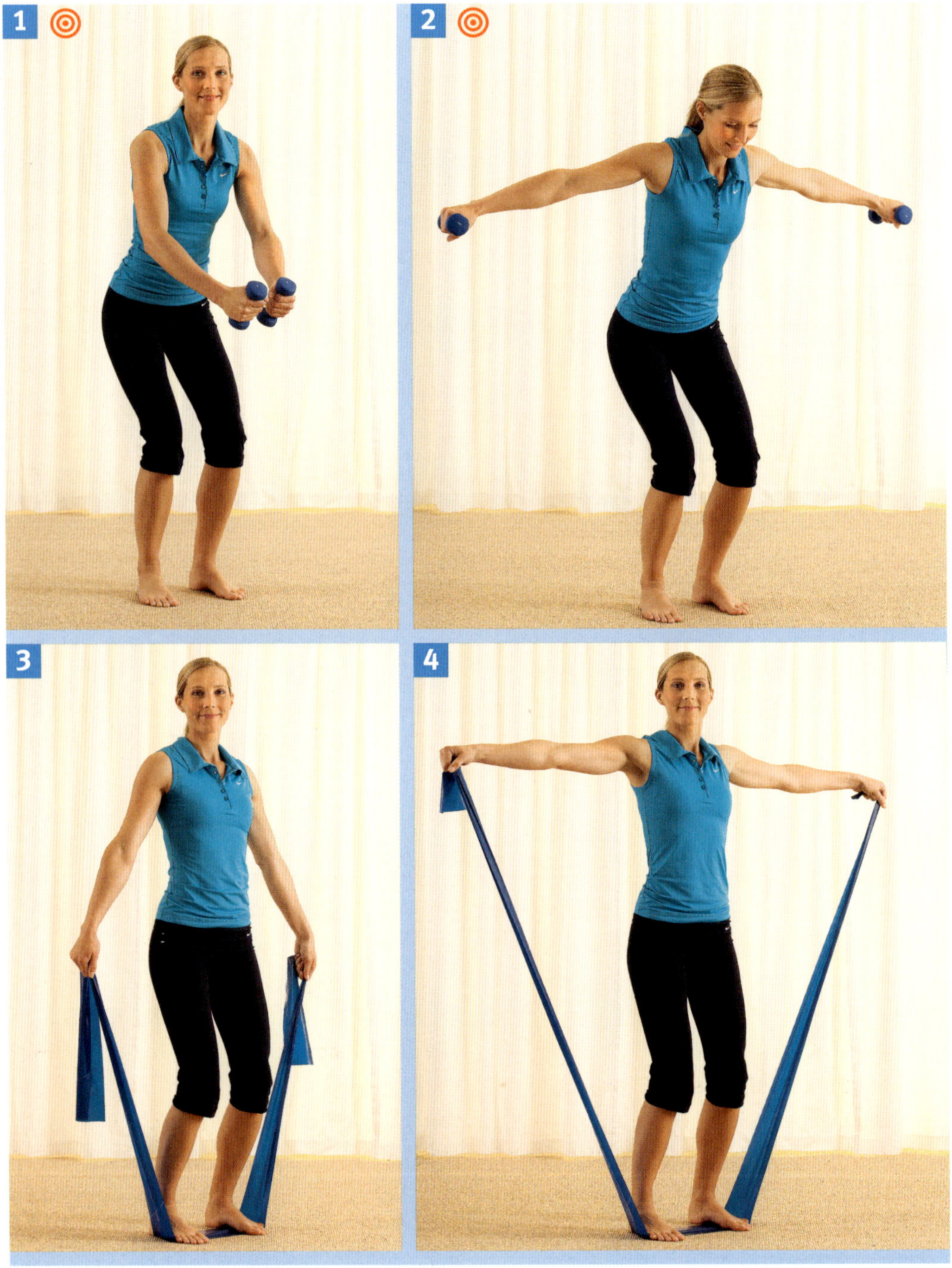
1
2
3
4

Vorgebeugtes Seitheben

Fällt Ihnen bei der Betrachtung im Spiegel auf, dass Ihre Schultern hängen und nach vorn gezogen sind? Bereitet Ihnen das Anheben eines Armes Schmerzen? Die Übung »Vorgebeugtes Seitheben« schafft Abhilfe. Diese aktive Stabilisationsübung vermindert eine oft bestehende Einengung der Supraspinatussehne zwischen Schulterdach und Oberarmkopf. Diese Einengung äußert sich durch Schmerzen beim Anheben des Armes über die Horizontale und beeinträchtigt die aktive Schulterbeweglichkeit. Mithilfe dieser Übung soll die Schulter zentriert und dauerhaft stabilisiert werden.

1 Sie stehen im stabilen Stand. Hüften und Knie sind leicht gebeugt, nicht gestreckt oder überstreckt. Greifen Sie zwei Kurzhanteln und beugen Sie sich nach vorn, bis es zur Dehnung auf der Oberschenkelrückseite kommt. Halten Sie bei leicht gebeugten Armen die Hanteln vor dem Körper etwas oberhalb der Knie zusammen. ◎

2 Führen Sie nun beide Arme gleichzeitig über die Seiten nach hinten-oben. Überprüfen Sie Ihren Stand: Knie und Hüften sind weiter leicht gebeugt, der Oberkörper ist stabil. ◎

- Atmen Sie beim Anheben der Arme aus, beim Absenken ein.
- Achten Sie darauf, dass die Ellenbogengelenke die ganze Zeit gebeugt sind.
- Führen Sie 15 bis 20 flüssige Wiederholungen ohne Pause aus. Erholen Sie sich nach dem Satz für 60 Sekunden, um diesen 3- bis 4-mal zu wiederholen.

Variation: Auch diese Übung lässt sich problemlos im Sitzen durchführen.

Seitheben

Ziel der Übung ist es, den seitlichen Schultermuskel isoliert zu trainieren. Beugen Sie während dieser Übung die Arme im Ellenbogen. Die Arme sind weniger an der Übung beteiligt und diese erscheint einfacher.

3 Gehen Sie in den stabilen Stand oder in die Schrittstellung. Die gesamte Stützmuskulatur des Rumpfes ist angespannt, vornehmlich die Bauchmuskulatur. Hüften und Knie sind leicht gebeugt, auf keinen Fall gestreckt oder überstreckt. Das Thera-Band® wird mit beiden Füßen fixiert, sodass Sie es bei herabhängenden Armen gespannt fassen können.

4 Führen Sie nun beide Arme gleichzeitig seitlich neben dem Körper bis in die Horizontale nach oben.

- Atmen Sie beim Anheben der Arme aus, beim Absenken ein.
- Heben Sie die Arme nicht über die Horizontale. Führen Sie nach Möglichkeit eine Eigenkontrolle vor dem Spiegel durch.
- Führen Sie 15 bis 20 flüssige Wiederholungen ohne Pause aus. Legen Sie eine Pause von 60 Sekunden ein und wiederholen diesen Vorgang 3- bis 4-mal.

Variationen: Die Übung lässt sich auch problemlos im Sitzen, mit Kurzhanteln oder mit angewinkelten Ellenbogengelenken ausüben, um den Deltamuskel isoliert noch stärker zu trainieren.

Die Kräftigungsübungen für die Ellenbogen

Armbeuger

Die Übung trainiert den zweiköpfigen Oberarmbeuger. PC-Arbeit, eine schlechte Haltung und fehlerhafte Zentrierung des Schultergelenks tragen häufig die Schuld, wenn eine Schultereckgelenkarthrose oder eine Sehnenscheidenentzündung des langen Oberarmbeugers im Bereich der Schulter entsteht.

- Gehen Sie in den stabilen Stand: Hüften und Knie sind leicht gebeugt. Fixieren Sie nun ein Thera-Band® so mit beiden Füßen, dass Sie es bei herabhängenden Armen gespannt fassen können. Die Ellenbogen sind dabei leicht gebeugt, die Schultern etwas nach außen gedreht.

1 Führen Sie beide Unterarme gleichzeitig 15- bis 20-mal flüssig und ohne Pause seitlich nach oben.

- Atmen Sie beim Anheben der Arme aus, beim Absenken ein.
- Die Übung wird in 3 bis 4 Sätzen durchgeführt. Zwischen den Sätzen legen Sie jeweils eine Pause von 60 Sekunden ein.

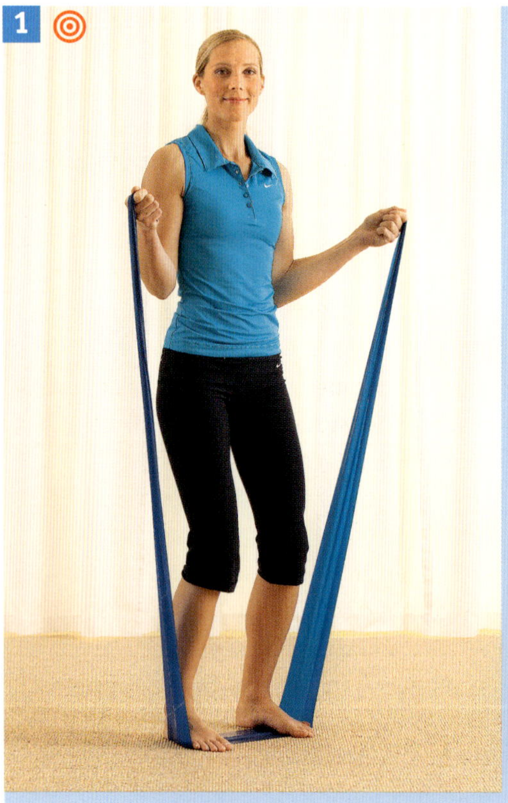
1

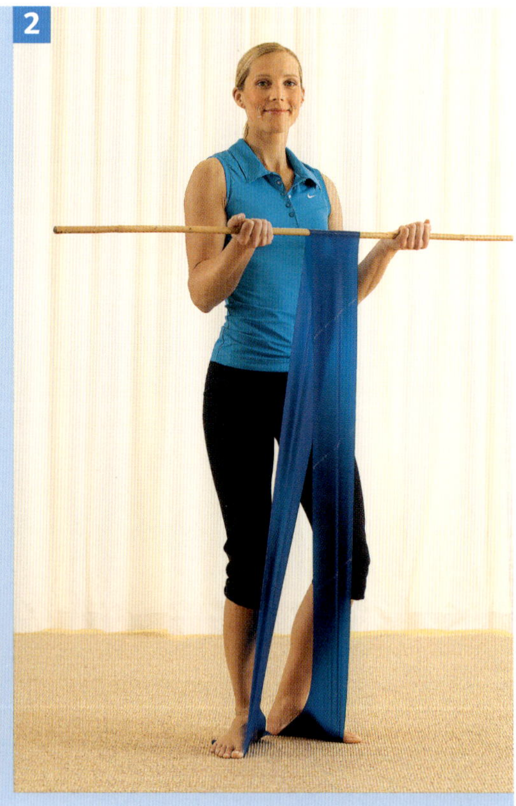
2

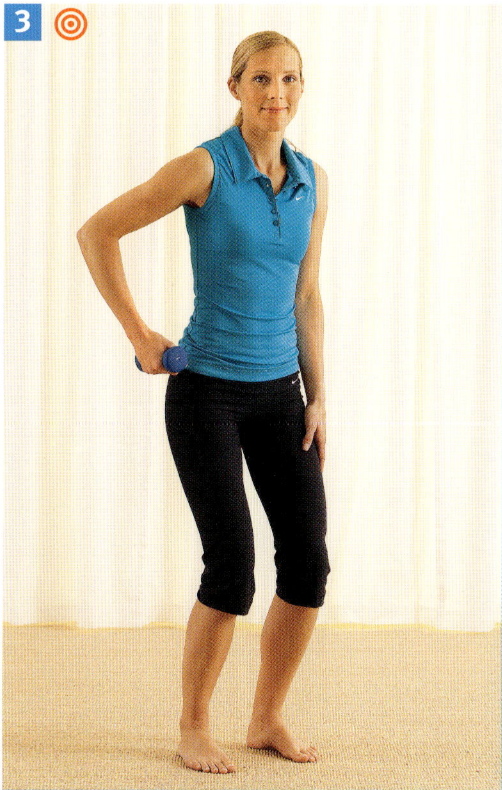

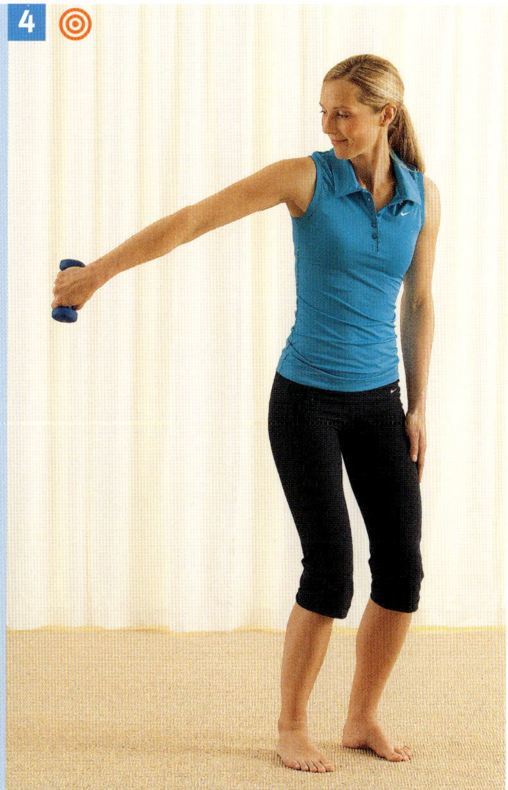

Variation

2 Führen Sie die Übung mit einem an einem Besenstiel fixierten Thera-Band® aus. Die Arme dabei vor dem Körper anheben.

Armstrecker

Trainiert wird der zwischen Schulter und Ellenbogen liegende dreiköpfige Oberarmstrecker. Er verursacht zwar selten Beschwerden, kann jedoch auf zwischen Schulterdach und Oberarmkopf liegende Strukturen Druck ausüben. Diese Einengung äußert sich durch Schmerzen bei der Ellenbogenstreckung.

3 Gehen Sie in den stabilen Stand oder in die Schrittstellung. Hüften und Knie sind leicht gebeugt. Nehmen Sie eine Kurzhantel in die rechte Hand und winkeln Sie den Arm an, der Ellenbogen zeigt nach hinten. Legen Sie die linke Hand auf den linken Oberschenkel. ◎

4 Führen Sie nun den rechten Unterarm 15- bis 20-mal fließend nach hinten, indem Sie den Ellenbogen strecken. ◎

- Atmen Sie beim Strecken des Armes aus, beim Beugen ein.
- Führen Sie 3 bis 4 Sätze durch. Nach jedem Satz folgt eine Pause von etwa 1 Minute.

Die Kräftigungsübungen für die Handgelenke

Innendreher

Diese Übung kommt bei durch Arthrose bedingten Instabilitäten des Handgelenks zum Tragen.

1 Setzen Sie sich hin. Der Unterarm liegt auf dem Oberschenkel, der Handrücken zeigt nach unten. ◎

2 Nehmen Sie eine Kurzhantel in die rechte Hand. Drehen Sie nun die Faust mit der Hantel, ohne den Kontakt des Unterarms zur Auflage zu verlieren. Der Handrücken zeigt jetzt nach außen. ◎

- Sie sollten 2 bis 3 Sätze mit 15 bis 20 Wiederholungen durchführen. Machen Sie kurze Pausen von ca. 30 Sekunden.
- Alternativ können Sie während des Pausierens das andere Handgelenk oder den Außendreher (siehe Seite 65) trainieren.

Handgelenkbeuger

Der »Tennis- oder Golferellenbogen« (Epicondylitis lateralis oder medialis) ist ein sehr

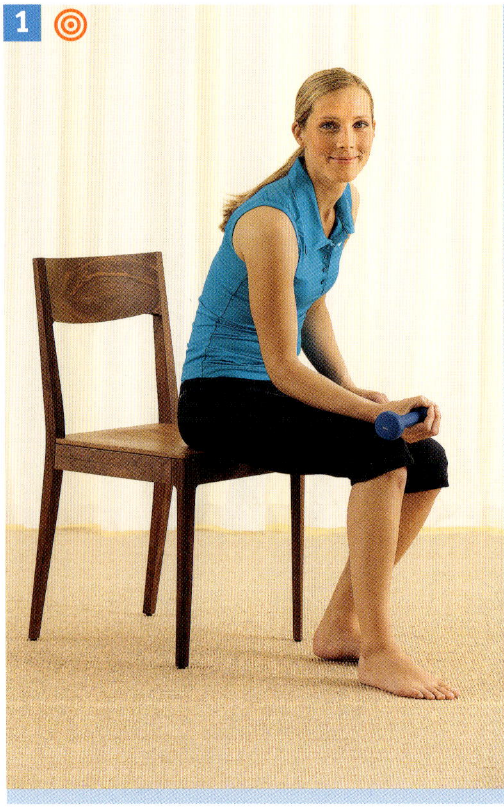

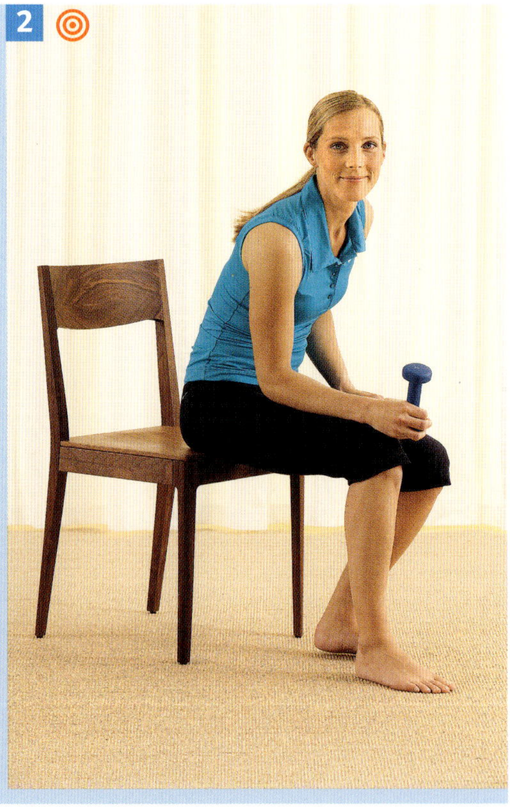

häufig auftretendes Krankheitsbild des Bewegungsapparats – weitaus häufiger als eine Arthrose des Ellenbogengelenks.
Diese Übung hilft beim Tennis- oder Golferellenbogen sowie bei einer verspannten Unterarmmuskulatur, die beispielsweise durch zu lange PC-Arbeit mit der Maus oder auf der Tastatur entstanden ist.

3 Setzen Sie sich hin. Nehmen Sie eine Kurzhantel in die rechte Hand. Der Rücken ist gerade und leicht nach vorn geneigt. ◎

- Der rechte Unterarm liegt auf dem rechten Oberschenkel. Die Handfläche der rechten Hand zeigt nach oben, wobei die Kurzhantel hauptsächlich auf den Endgliedern der Finger aufliegt.

4 Bringen Sie nun die rechte Hand mit der Kurzhantel nach oben, ohne den Kontakt des Unterarms zur Auflage zu verlieren. ◎

- Führen Sie 2 bis 3 Serien mit 15 bis 20 Wiederholungen durch. Legen Sie kurze Pausen von ca. 30 Sekunden ein.
- Alternativ können Sie während der Pausenzeiten das andere Handgelenk oder auch den Handgelenkstrecker (siehe dazu Seite 64) trainieren.

3 ◎

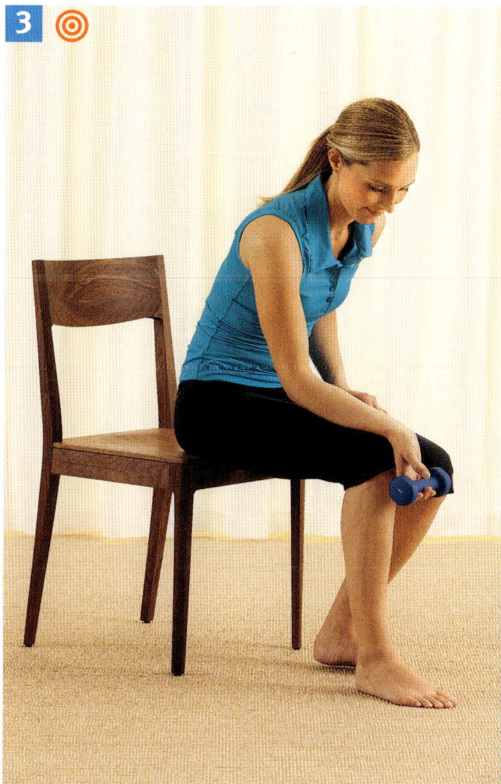

4 ◎

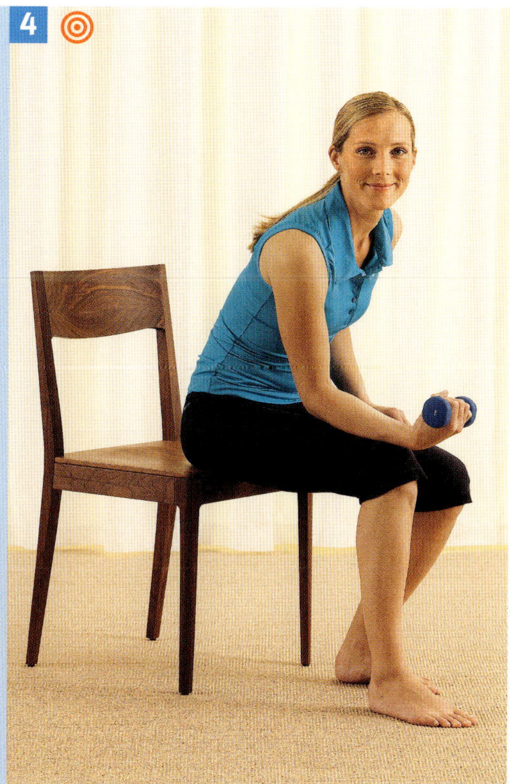

Handgelenkstrecker

Das äußerst kompliziert aufgebaute Handgelenk wird von den Handwurzelknochen sowie von Speiche und Elle und den Mittelhandknochen gebildet. Eine Arthrose tritt hier weniger häufig auf, meistens sind Daumensattelgelenk, Speichen-Mondbein- oder Speichen-Kahnbein-Gelenk betroffen. Ursachen sind in der Regel schlecht verheilte Knochenbrüche, die in Fehlstellung ausgeheilt sind. Angeborene Fehlstellungen oder Verkürzungen können ebenso wie anhaltende Vibrationsbelastungen (Presslufthammer) die Ursache sein.

1 Setzen Sie sich hin. Nehmen Sie eine Kurzhantel in die rechte Hand. Der Rücken ist gerade und leicht nacht vorn geneigt. ◎

- Der rechte Unterarm liegt auf dem rechten Oberschenkel. Der Handrücken der rechten Hand zeigt nach oben.

2 Rollen Sie nun die rechte Faust mit der Kurzhantel nach oben, ohne den Kontakt der Unterarme zur Auflage zu verlieren. ◎

- Achten Sie bei dieser Übung auf eine kontrolliert langsame Bewegung!
- Führen Sie die Übung in 2 bis 3 Serien und 15 bis 20 Wiederholungen durch. Legen Sie je-

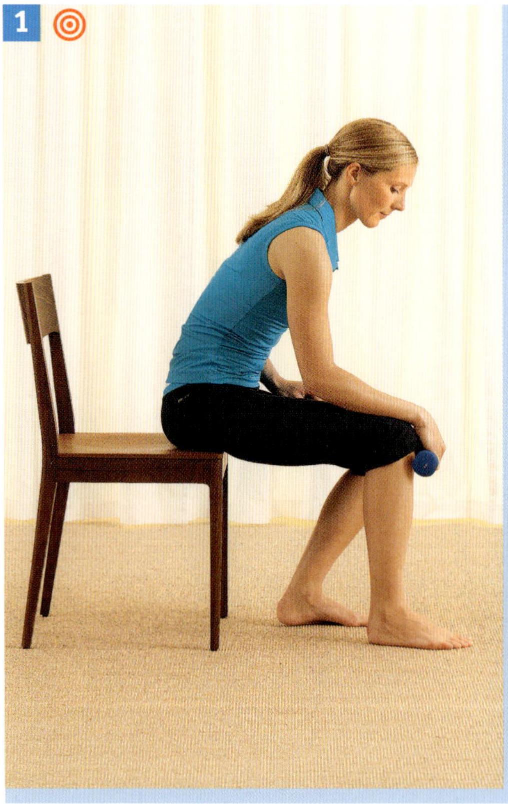

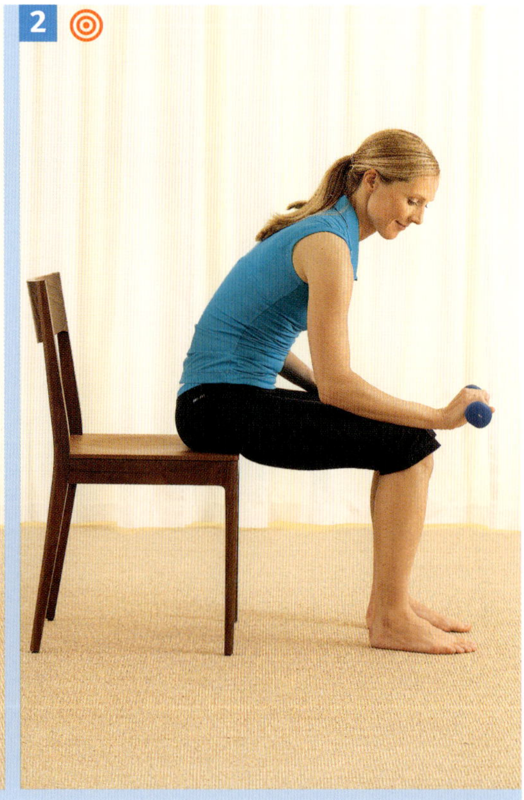

weils eine kurze Pause von etwa 30 Sekunden zwischen den Sätzen ein.

- Alternativ können Sie während der Pausenzeiten auch das andere Handgelenk oder den Handgelenkbeuger (siehe dazu Seite 62/63) trainieren.

Außendreher

Eine Arthrose führt sehr oft zu Bandinstabilitäten und zu einer ungenauen Führung des Gelenkes. Eine Stabilisierung ist daher von enormer Wichtigkeit, um ein kontrollierteres Bewegen zu ermöglichen.

3 Setzen Sie sich hin. Der rechte Unterarm liegt auf dem rechten Oberschenkel, der Handrücken der rechten Hand, die eine Kurzhantel greift, zeigt nach oben. ◎

4 Drehen Sie nun die Faust mit der Hantel nach außen, ohne den Kontakt des Unterarms zur Auflage zu verlieren. ◎

- Führen Sie 2 bis 3 Serien mit 15 bis 20 Wiederholungen aus. Machen Sie dazwischen jeweils kurze Pausen von ca. 30 Sekunden oder trainieren Sie währenddessen das andere Handgelenk oder den Innendreher (siehe dazu Seite 62).

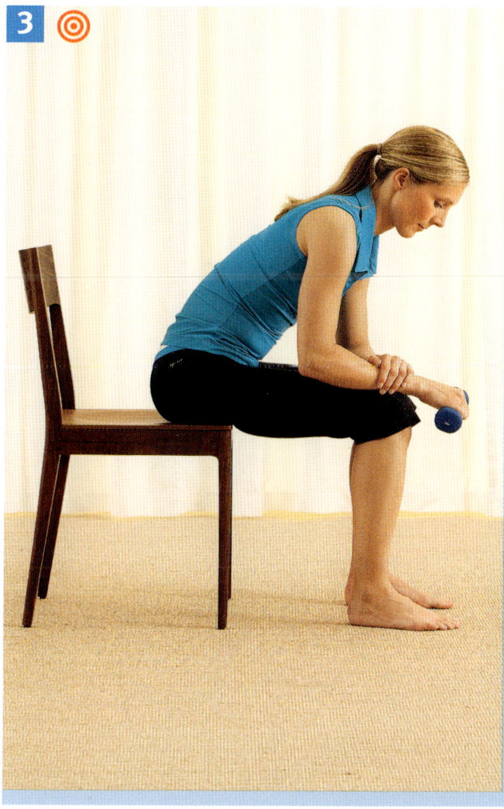

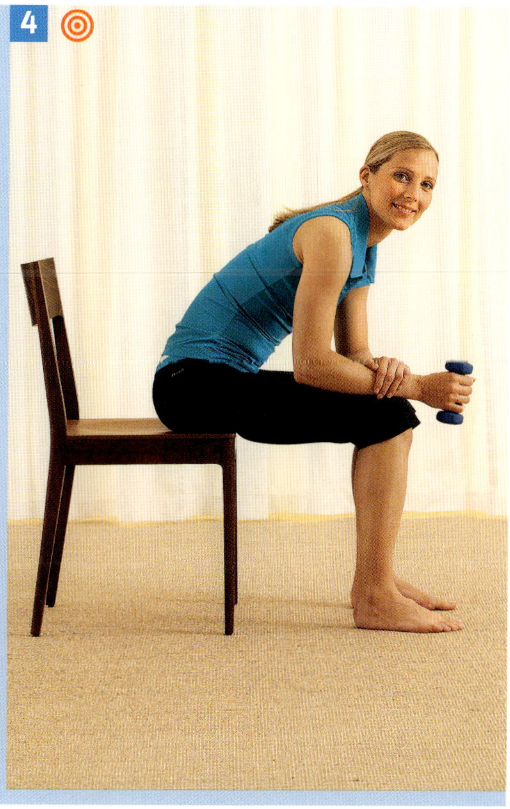

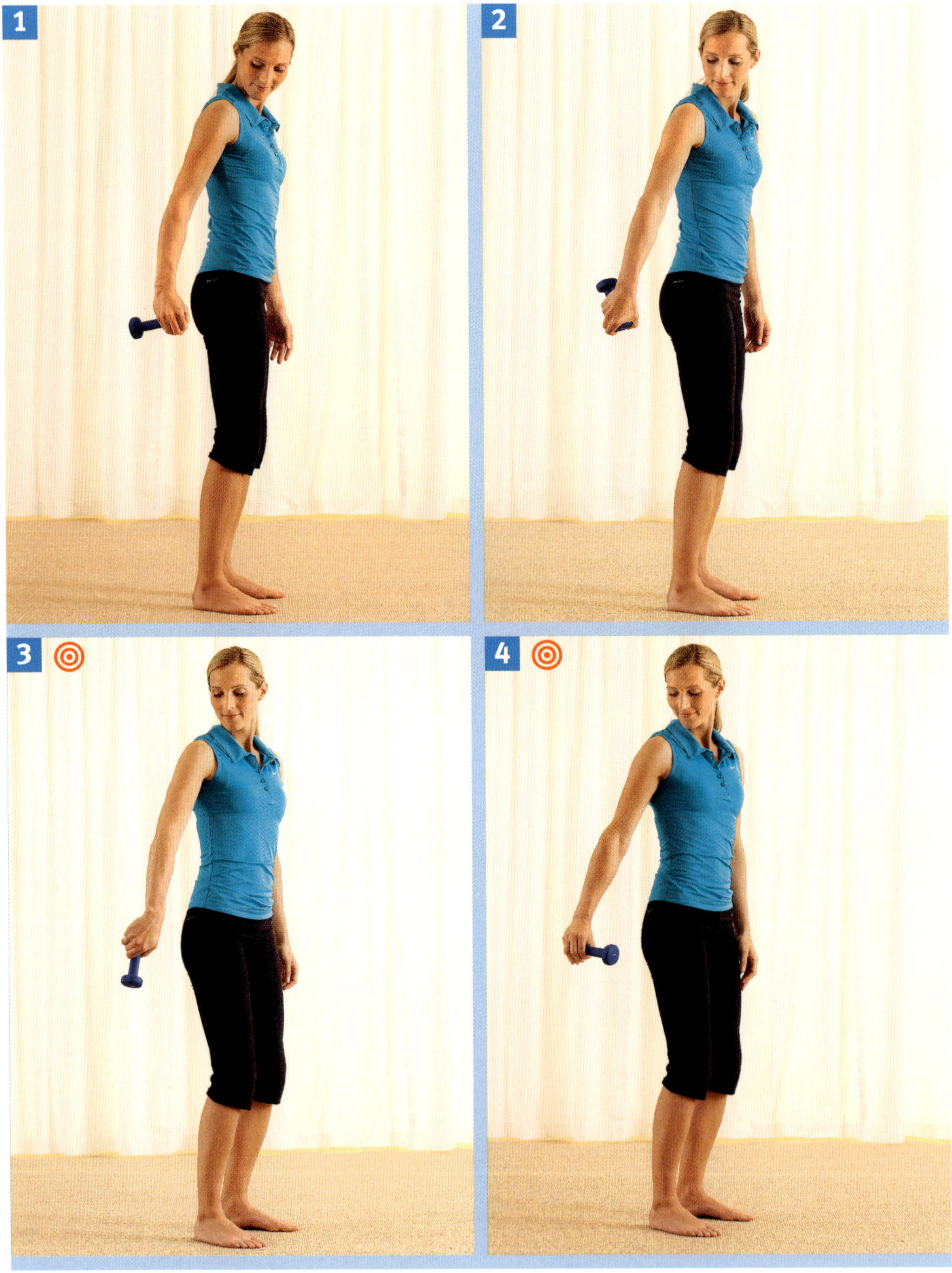
1
2
3
4

Ulnarabduktor

Das ist eine wichtige Übung bei Handgelenkinstabilitäten.
»Ulna« ist die medizinische Bezeichnung für den Unterarmknochen Elle; der »Ulnarabduktor« ist der Muskel, der das Handgelenk zur Kleinfingerseite (ellenseitig) beugt.

1 Sie stehen im stabilen Stand und nehmen eine Kurzhantel in die rechte Hand.
- Der rechte Arm hängt senkrecht neben dem Körper herunter, der Handrücken der rechten Hand zeigt nach außen.

2 Rollen Sie nun die rechte Hand zum Kleinfinger hin nach oben.
- Führen Sie 15 bis 20 Wiederholungen aus. Die Anzahl der Sätze beträgt 2 bis 3.
- Erholen Sie sich zwischen den Sätzen in etwa 30 Sekunden langen Pause.
- Alternativ können Sie während der Pausenzeiten das andere Handgelenk oder auch den Radialabduktor (siehe dazu die folgende Übung) trainieren.

Radialabduktor

Bevor bei Arthrose Schmerzen auftreten, werden Sie in der Regel eine Verminderung der Beweglichkeit feststellen. Diese Übung wird Ihnen wie die vorherige helfen, Ihre Beweglichkeit zu erhalten.
»Radius« ist die medizinische Bezeichnung für den Unterarmknochen Speiche, der »Radialabduktor« ist der Muskel, der das Handgelenk zur Daumenseite (also speichenseitig) beugt.

3 Sie stehen im stabilen Stand und nehmen eine Kurzhantel in die rechte Hand. ◎
- Der Arm hängt senkrecht neben dem Körper herunter. Der Handrücken der rechten Hand, die die Kurzhantel greift, zeigt nach außen, das Handgelenk ist zur Kleinfingerseite gebeugt.

4 Nun rollen Sie die Faust vom kleinen Finger weg nach oben. ◎
- Führen Sie 2 bis 3 Serien mit 15 bis 20 Wiederholungen durch. Machen Sie dazwischen jeweils kurze Pausen von etwa 30 Sekunden.
- Alternativ können Sie während der Pausenzeiten das andere Handgelenk oder auch den Ulnarabduktor (siehe dazu die vorhergehende Übung) trainieren.

Hinweis

Wenn die **Kraft** der Hände im Alter oder bei Erkrankungen im Arm-/Handgelenksbereich nachlässt, können alltägliche Tätigkeiten wie beispielsweise das banale Einschenken von Kaffee oder Tee oder das Öffnen eines Konservenglases Probleme bereiten.
Die hier vorgestellten Übungen sind sehr zu empfehlen bei Handgelenkinstabilitäten. Sie kräftigen und mobilisieren die Handgelenke und helfen Ihnen, Ihre Beweglichkeit weitgehend zu erhalten.
In Verbindung mit anderen Faktoren kann die Kraft der Hände auch als Sturzprophylaxe dienen. Auch aus diesem Grund sollte das regelmäßige Training nicht vernachlässigt werden.

Die Kräftigungsübungen für die Hüften

Großer Gesäßmuskel

Der große Gesäßmuskel entspringt am Becken und Kreuzbein, um dann an einer rauen Knochenstelle und einer Bindegewebeverstärkung anzusetzen. Als stärkster Muskel des Körpers ist er hoch belastbar und kaum zu ermüden. Die hohe Belastbarkeit lässt bereits vermuten, dass er eine Schlüsselfunktion für das Hüftgelenk einnimmt. Der Muskel ermöglicht uns das Aufstehen vom Sitzen und das Treppensteigen.

1 Gehen Sie in den einbeinigen Fersensitz: Das rechte Bein ist gerade nach hinten gestreckt, die Zehen sind aufgestellt.

- Heben Sie nun das ausgestreckte oder leicht gebeugte Bein nach oben an. Der Muskel wird so in isolierter Form trainiert.
- Wiederholen Sie die Übung 15- bis 20-mal. Führen Sie 3 bis 4 Serien aus. Die Pausen sollten kurz gehalten sein, etwa 30 Sekunden lang. Wechseln Sie dann das Bein.
- Sie können den Bewegungsablauf flüssig in der Bewegungsumkehr gestalten.

Variation: Bei Bewegungseinschränkungen in den Hüften empfehle ich die Ausführung im Vierfüßlerstand. Dabei ist der Oberkörper waagerecht, die Unterarme liegen mit den Fingerspitzen nach vorn auf dem Boden auf.

Kleine Gesäßmuskulatur

Die kleinen Gesäßmuskeln verbinden das Becken mit dem Hüftkopf. Sie sind aktiv an allen Bewegungen im Hüftgelenk beteiligt. Außerdem halten sie das Becken beim Stand auf einem Bein in der Horizontalen. Die kleinen Gesäßmuskeln neigen weniger zur Verkürzung als vielmehr zur Abschwächung.

1

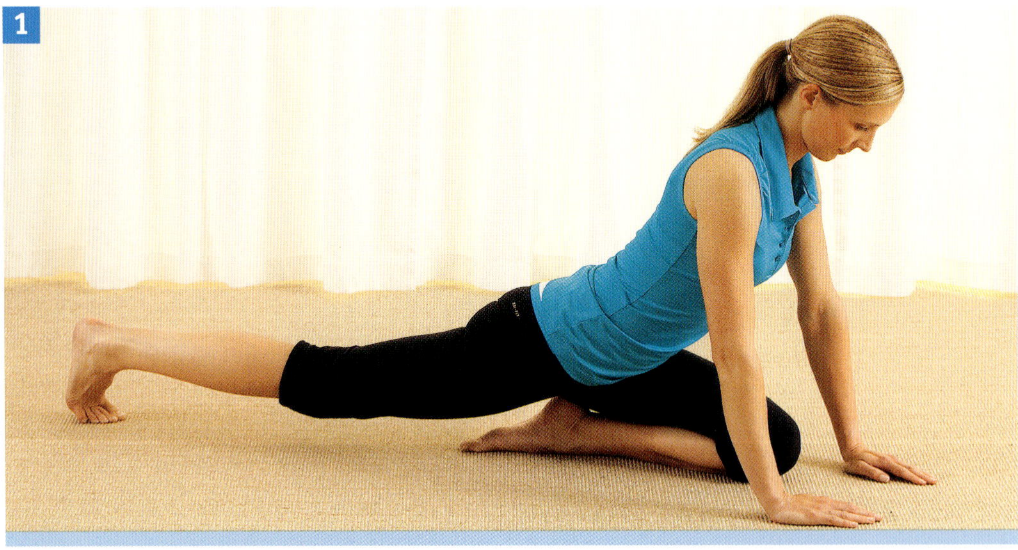

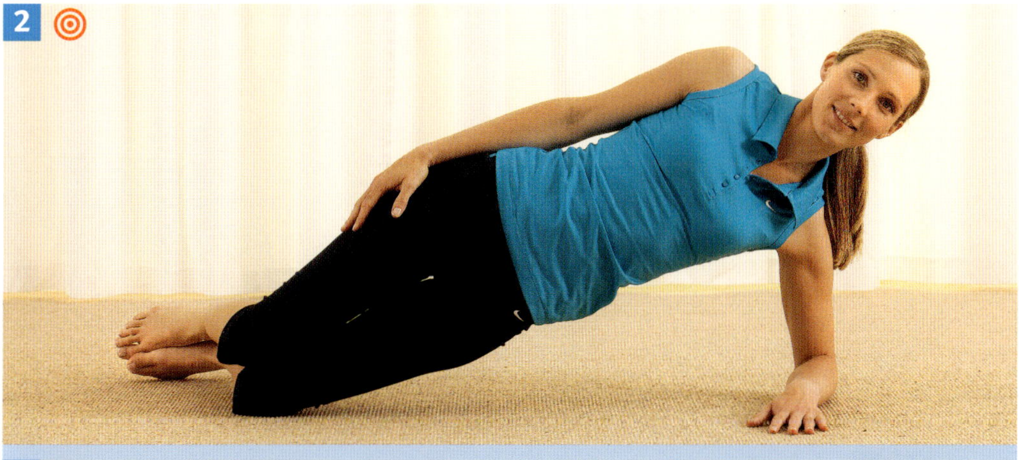

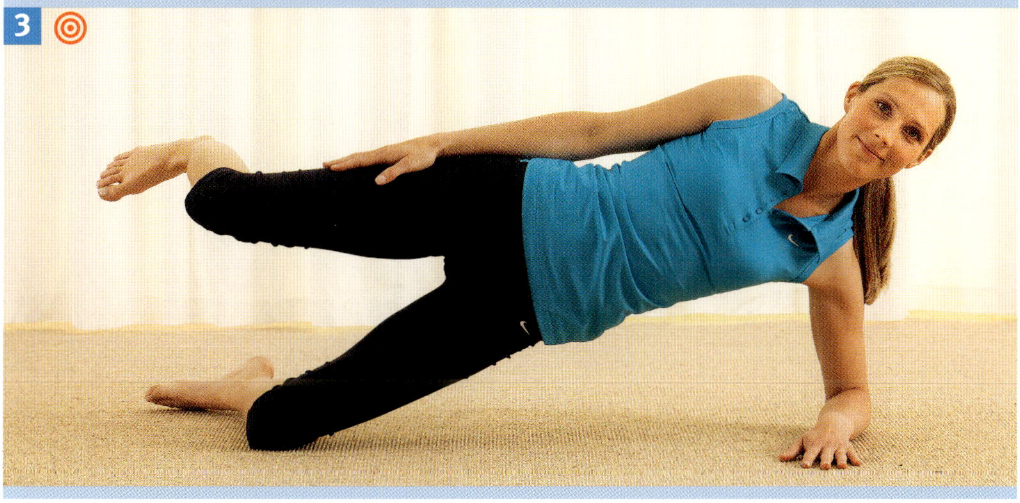

2 Ausgangsstellung ist die stabile Seitenlage. Begeben Sie sich in den Ellenbogenstütz. Die Knie sind gebeugt, die Hüften sind maximal gestreckt.

3 Drücken Sie sich nun aus dem Ellenbogenstütz von der Matte weg. Heben Sie das obere, in der Hüfte gestreckte und im Kniegelenk gebeugte Bein. Senken Sie es anschließend wieder. Sie können den Bewegungsablauf flüssig mit oder ohne Pause in der Bewegungsumkehr gestalten.

- Führen Sie von dieser Übung 3 bis 4 Serien durch. Die Dauer der Pausen zwischen den Sätzen beträgt 60 Sekunden. Führen Sie 15 bis 20 dynamische Wiederholungen aus und wechseln Sie dann die Seite.

Variation: Die Übung lässt sich auch mit langem Hebel ausführen. Hüft- und Kniegelenk sind dann maximal gestreckt.

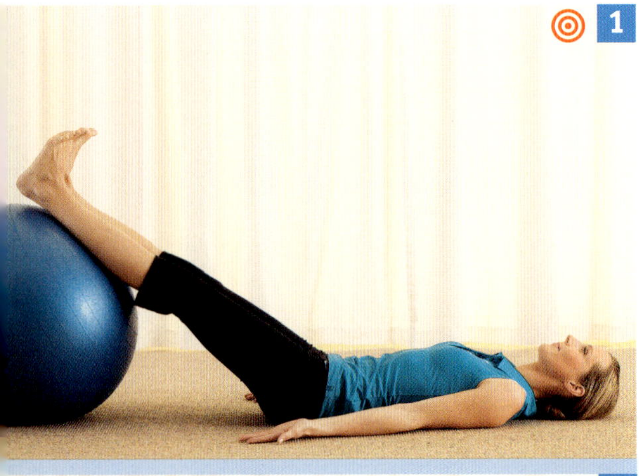

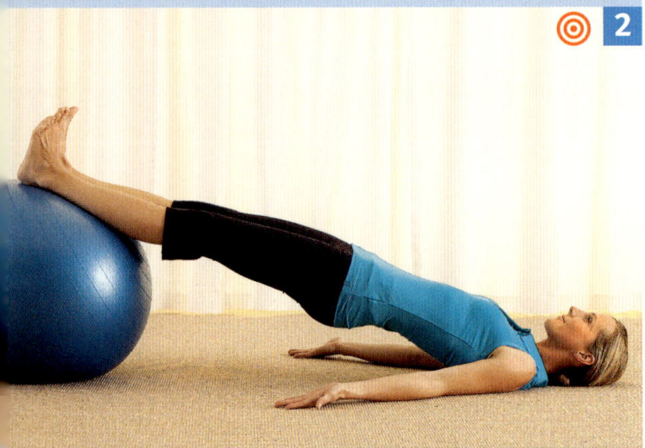

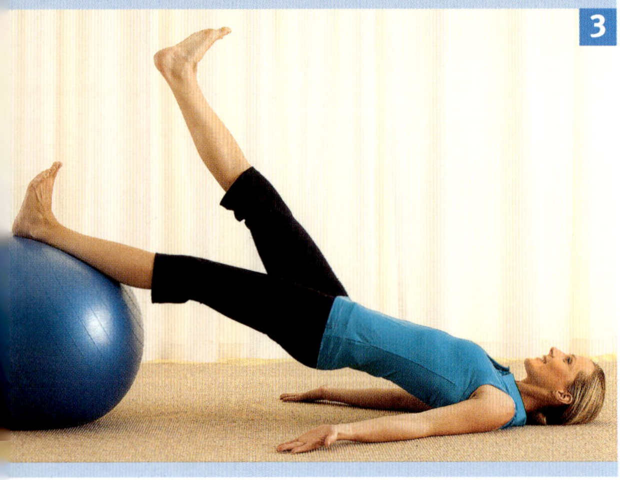

Gerade Rückenmuskulatur

Die Übung trainiert alle an der Streckung beteiligten Muskeln. Fuß- und Zehenheber sowie der Beinstrecker werden geschult. Das Gesäß und die Strecker des Rückens stabilisieren den Beckengürtel und den Brustkorb. Der dreiköpfige Oberarmstrecker und die Strecker des Unterarms schließen als obere Extremität die Streckerkette.

1 Sie benötigen einen Physioball und eine Gymnastikmatte. Nehmen Sie die Rückenlage ein, den Kopf sollten Sie nicht unterlagern. Legen Sie die Füße etwa beckenbreit auf den Ball, die Knie sind gestreckt. Die im Ellenbogen gestreckten und nach außen gedrehten Arme üben Druck auf die Unterlage aus. Aktivieren Sie die Bauchmuskeln, indem Sie den Rücken in den Boden drücken.

2 Strecken Sie jetzt das Kniegelenk durch Anspannen des Beinstreckers und ziehen Sie dabei Fuß und Zehen nach oben. Nun heben Sie das Becken und strecken die Hüften.

- Führen Sie die Übung als Block in 2 bis 3 Serien mit 10 bis 12 Wiederholungen aus. Die Dauer der Pause sollte 60 Sekunden nicht unterschreiten.

Variation: Die Übung lässt sich dynamisch oder statisch ausführen. Halten Sie die Ganzkörperspannung etwa 5 Sekunden lang aufrecht, dann Bewegungsumkehr.

Steigerung

3 Geübte können einen Fuß vom Ball abheben, ohne dass der Ball wegrollt. Gleichen Sie die Bewegung mit dem Becken aus.

Die Kräftigungsübungen für die Knie

Oberschenkel

Beim Ausfallschritt bzw. bei der einbeinigen Kniebeuge werden sowohl die gesamte Oberschenkelmuskulatur als auch die Lenden-, Becken- und Hüftregion trainiert. Fuß-, Knie-, Hüftgelenke und Bandscheiben werden physiologisch mobilisiert und stabilisiert, der Druck auf die Nerven verringert sich. Die koordinativen Fähigkeiten werden verbessert, Brust- und Lendenwirbelsäule stabilisiert sowie die unteren Extremitäten gekräftigt. Um eine optimale Wirkung zu erreichen, sollten bei der Übungsausführung sämtliche Muskeln gemeinsam als Kette in einem geschlossenen System arbeiten.

4 Nehmen Sie eine beckenbreite Schrittstellung ein. Der Rumpf ist angespannt, besonders die Bauchmuskeln. Hüfte und Knie des vorderen Beines sind leicht gebeugt, das hintere Bein ist gestreckt und im Zehenstand. Der Blick geht geradeaus. Führen Sie nun die Schultern zurück und heben Sie die Ellenbogen nach hinten an. Das Gewicht in Form einer Hantelstange oder eines Besenstiels liegt den Schultern auf, der Druck wird verteilt.

5 Das hintere Knie führt einen kleinen Weg in Richtung Unterlage aus.

- Achten Sie auf ständiges Halten der Rumpfspannung.
- Vermeiden Sie eine zu starke Verlagerung des Oberkörpers nach vorn.

4

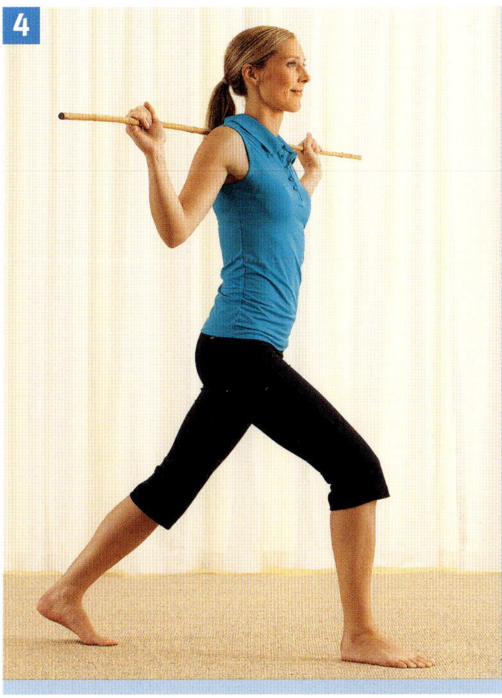

5

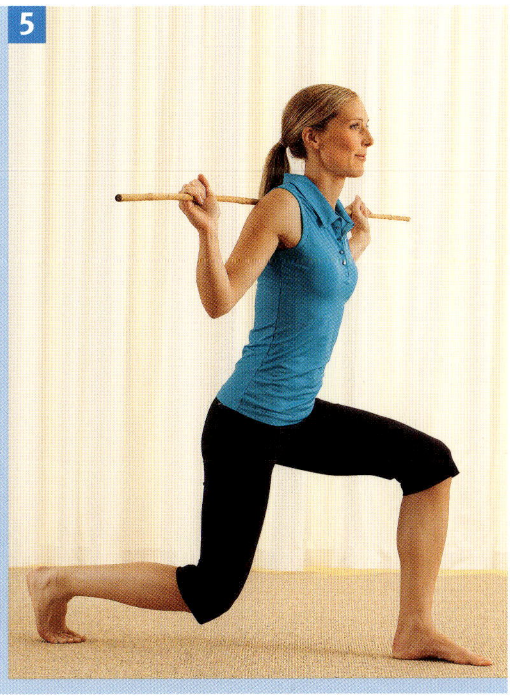

- Die Stabilität von Fuß, Knie, Hüftgelenk sowie Lenden- und Brustwirbelsäule kann durch ein Halten der Ausgangsposition für etwa 1 Sekunde deutlich verbessert werden.
- Führen Sie die Übung mit 15 bis 20 Wiederholungen aus, die letzten Wiederholungen sollen den Muskel erschöpfen. Der Seitenwechsel erfolgt nach einer kurzen Pause. Die Übung empfehle ich als Block in 3 bis 4 Serien.

Steigerung

1 Geübte können die Übung auch auf einer locker zusammengerollten Gymnastikmatte ausführen, Stabilität und Koordination lassen sich dadurch deutlich verbessern.

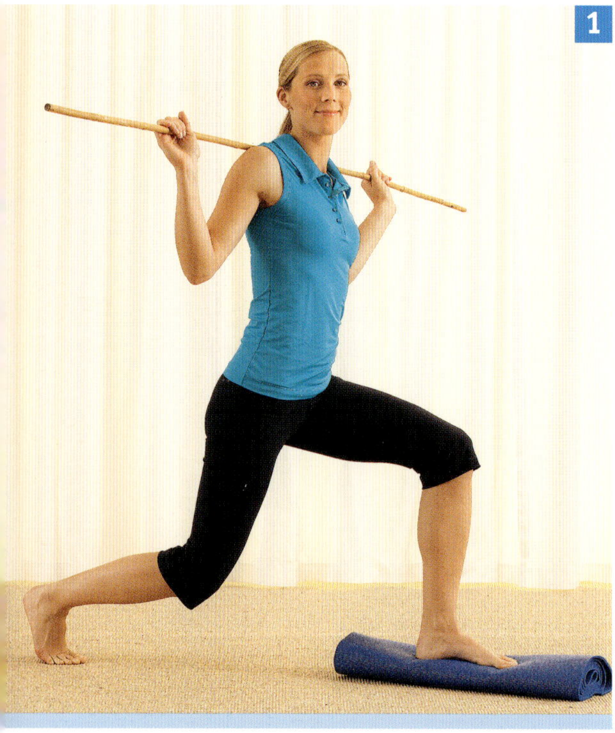

1

Kniebeuge

Die Kniebeuge als Kraft- und Stabilisierungsübung wird sehr häufig, jedoch zu Unrecht kritisiert, denn wenn sie kontrolliert und korrekt ausgeführt wird, kann sie Muskeln und Gelenken Gutes tun. Durch die Kniebeuge werden die gesamte Oberschenkelmuskulatur sowie die Lenden-, Becken- und Hüftregion trainiert. Fuß, Knie, Hüftgelenke und Bandscheiben werden sowohl physiologisch mobilisiert als auch stabilisiert, der Druck auf die Nerven verringert sich.
Bei dieser Übung müssen sämtliche Muskeln als Kette in einem geschlossenen System arbeiten.

2 Gehen Sie in den beckenbreiten Stand. Die gesamte Stützmuskulatur des Rumpfes ist angespannt, vornehmlich die Bauchmuskulatur. Hüften und Knie sind leicht gebeugt, auf keinen Fall gestreckt oder überstreckt.

- Die Kopfhaltung beeinflusst die Haltung des Rückens. Wird der Kopf nach unten gebeugt, entsteht ein runder Rücken. Der Blick geradeaus unterstützt eine aufrechte Körperhaltung.
- Führen Sie zuerst einmal einige Kniebeugen ohne Hantelstange aus. Stellen Sie hierfür einen Hocker oder einen Stuhl hinter sich, auf dem Sie Platz nehmen und wieder aufstehen.
- Setzen Sie sich beim nächsten Versuch nicht mehr ganz hin, sondern stehen Sie beim Berühren des Hockers bzw. des Stuhles wieder auf. Auf diese Weise soll ein flüssiger Bewegungsablauf ohne Pausen in der Bewegungsumkehr entstehen.

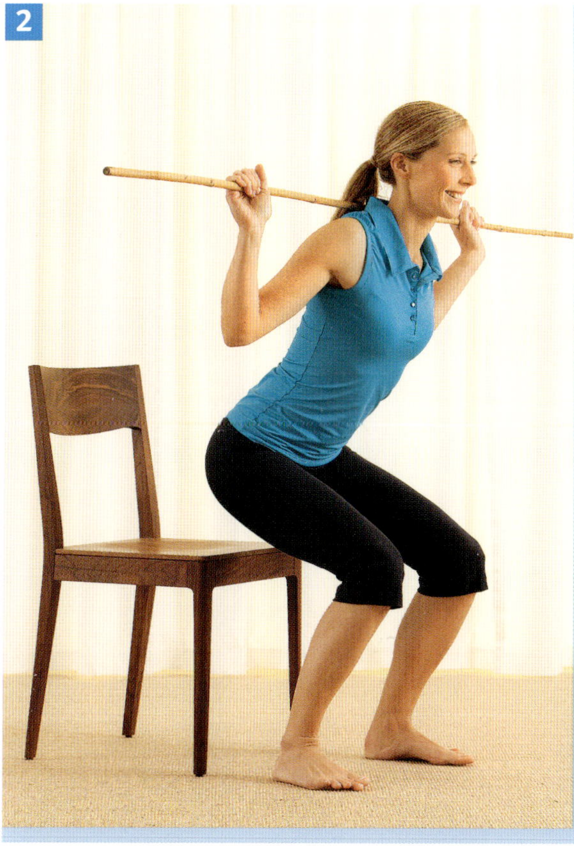

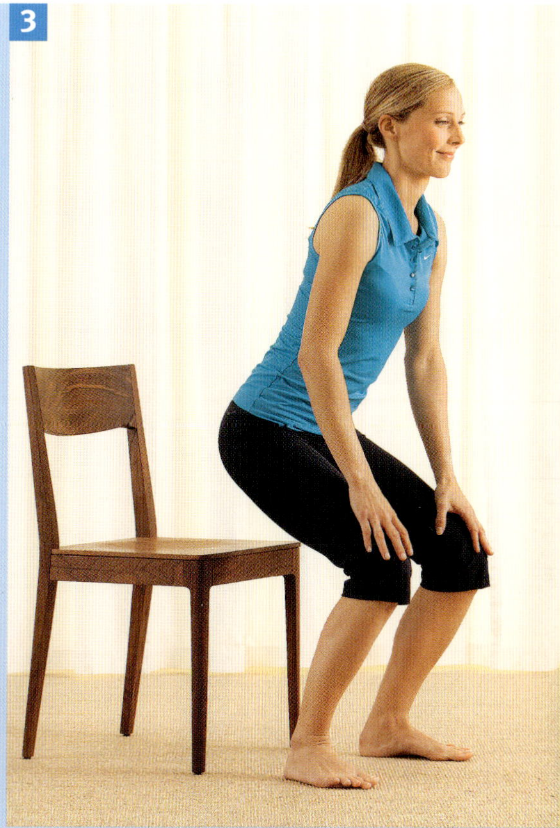

3 Führen Sie nun die Kniebeugen mit einer Hantelstange aus, die Sie hinter den Schultern vorbeiführen.

- Achten Sie bei der Ausführung auf ständigen Fersenkontakt zur Unterlage bzw. zum Boden. Die häufigste Ursache für das Abheben der Fersen von der Unterlage sind Verkürzungen der Wadenmuskulatur. Legen Sie sich in diesem Fall als Ausgleich ein Buch unter die Fersen. Regelmäßiges Dehnen (siehe Seite 46) wird Abhilfe schaffen.
- Vermeiden Sie eine zu starke Verlagerung des Oberkörpers nach vorn und ein Zusammenpressen der Knie bei der Aufwärtsbewegung.
- Konzentrieren Sie sich stets auf Ihr Gleichgewicht.
- Führen Sie 15 bis 20 flüssige Wiederholungen ohne Pausen in der Bewegungsumkehr aus. Nehmen Sie unmittelbar danach eine Auszeit von etwa 2 Minuten, um in gleicher Weise 3- bis 4-mal zu verfahren.

Steigerung: Fortgeschrittene können die Ausführung der Kniebeugen mit nach oben gestreckten Armen versuchen.

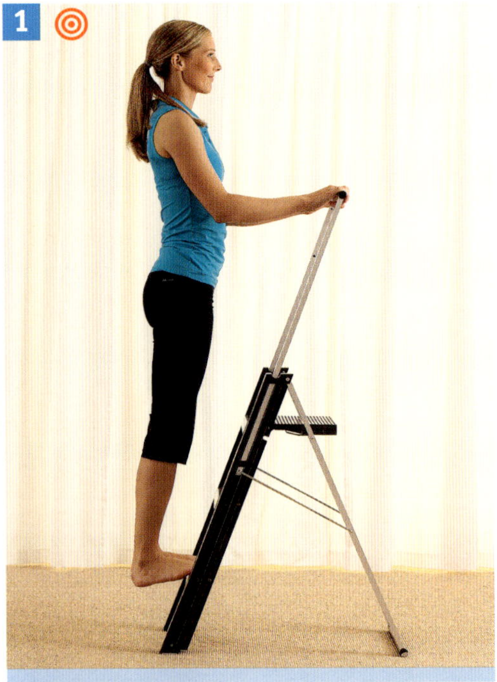

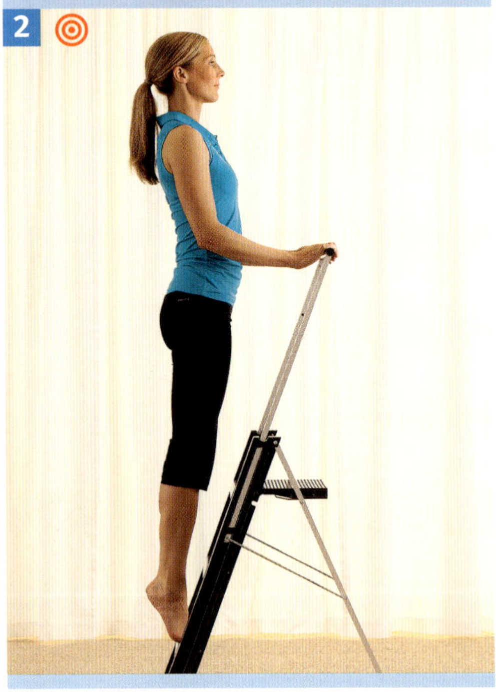

Die Kräftigungsübungen für die Füße

Wadenheben

Beim Wadenheben werden der zweiköpfige Zwillingsmuskel und der flache, in der Tiefe liegende Schollenmuskel trainiert.
Halten Sie sich bei dieser Übung eventuell an etwas fest, um nicht nach vorn zu kippen. Eine Leiter oder ein Treppengeländer können Ihnen beim Üben sehr nützlich sein.

1 Gehen Sie in den stabilen Stand. Hüften und Knie sind gestreckt. Das vordere Drittel des Fußes wird aufgesetzt, für Ungeübte auf flachem Boden.

- Lassen Sie sich langsam nach unten in die Vordehnung gleiten.
- Der Bewegungsablauf erfolgt ohne Pausen in der Bewegungsumkehr.

2 Drücken Sie sich nun mit beiden Fußballen aus der Vordehnung und damit dem tiefsten Punkt heraus in die Bewegung und den Zehenspitzenstand.

- Führen Sie 3 bis 4 Serien bis zur relativen Ermüdung aus. Machen Sie zwischen den Sätzen kurze Pausen, etwa 60 Sekunden lang.

Steigerung: Fortgeschrittene können die Übung einbeinig ausführen, aus dem Überhang oder aus der Vordehnung heraus an einer Treppe. Halten Sie sich besonders bei der aus dem Überhang ausgeführten Variation an einem stabilen Gegenstand z. B. einem Treppengeländer, fest, um in den Zehenstand zu gelangen.

Die Kräftigungsübungen für die Halswirbelsäule

Entlastung und Stabilisation 1

Wenn bei Ihnen Arthrosen der kleinen Halswirbelgelenke diagnostiziert wurden, empfiehlt sich in jedem Fall, auch die Sehfähigkeit untersuchen zu lassen. Eine Sehschwäche führt unbehandelt über Jahre zu massiven Verspannungen und somit zu degenerativen Veränderungen der Gelenke.
Bei Übungen wie dieser werden die hinteren Hals- und Nackenmuskeln trainiert. Durch allmählichen Aufbau von Druck des Kopfes gegen die Unterlage und Nachlassen des ausgeübten Druckes kommt es durch Entlastung der Halswirbelsäule zur Linderung von Kopf- und Nackenschmerzen.

3 Sie befinden sich in Rückenlage. Kopf und Nacken liegen ohne Kissen flach auf der festen Unterlage.

- Die Arme ruhen entspannt neben dem Körper oder auf dem Bauch. Beine und Hüften sind angewinkelt.
- Drücken Sie den Kopf nun etwa 5 Sekunden lang einige Male hintereinander in die Unterlage.
- Führen Sie diese Übung am besten mehrmals täglich oder als Block in 3 bis 4 Durchgängen aus.
- Blicken Sie während der ganzen Übung zur Decke.
- Bleiben Sie nach Durchführung der Übung weitere 2 bis 3 Minuten lang flach auf dem Rücken liegen, um Kreislaufprobleme zu vermeiden und der Übung nachzuspüren.

3

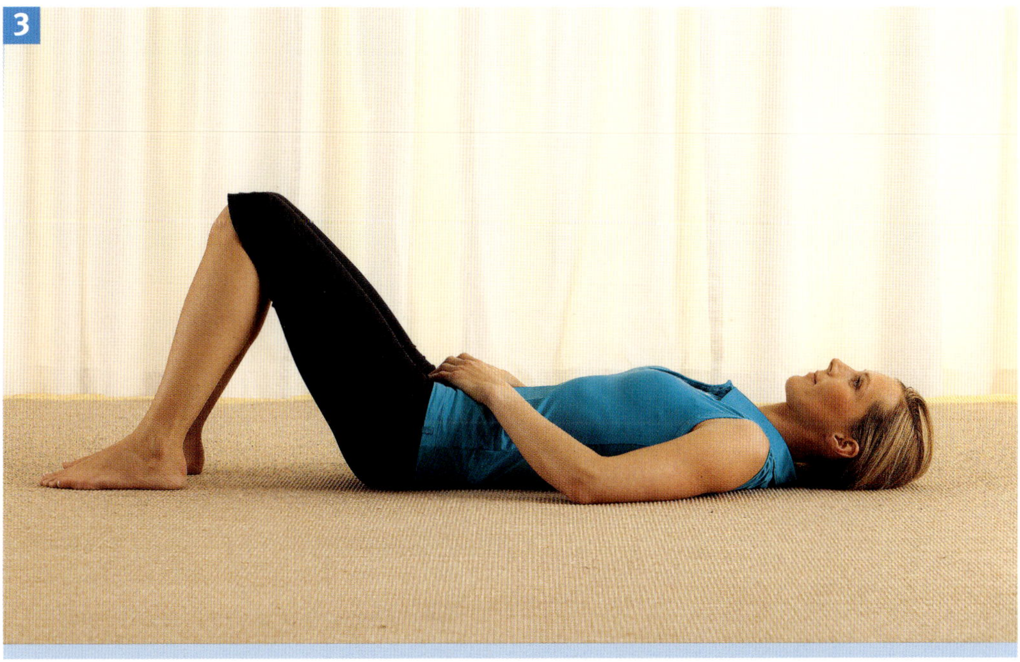

1

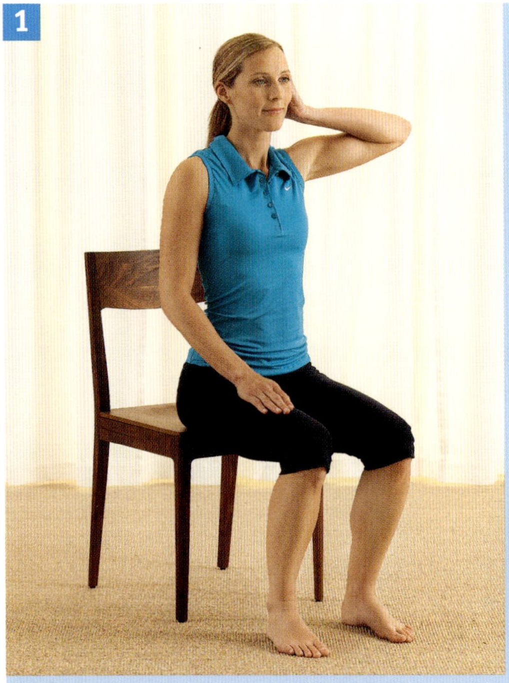

2

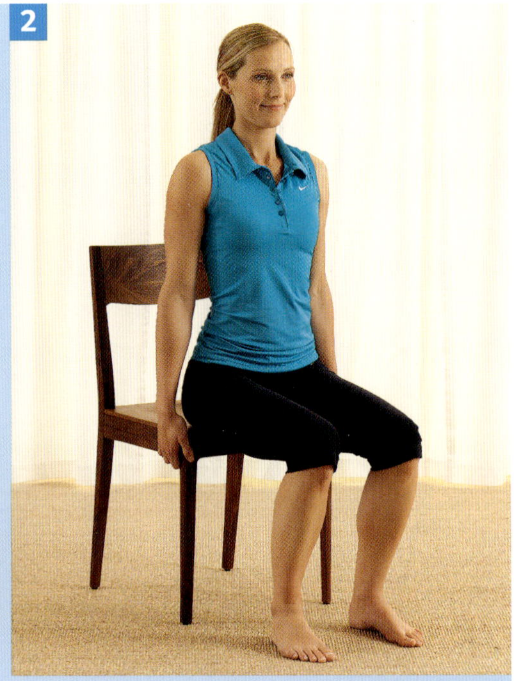

Stabilisation 1

Bei dieser Übung wird die seitliche Hals- und Nackenmuskulatur trainiert.

1 Nehmen Sie eine stabile Sitzposition ein. Die gesamte Stützmuskulatur des Rumpfes ist angespannt, vornehmlich die Bauchmuskulatur. Die Schultern sind entspannt und locker, der Blick ist nach vorn gerichtet. Ziehen Sie den Kopf in eine Doppelkinnposition. Legen Sie nun die linke Hand an die Schläfe. Üben Sie mit der Hand seitlich gegen die Stirn einen Druck aus.

- Halten Sie diese Position 1 bis 5 Sekunden lang bei mehrmaliger Wiederholung.
- Führen Sie die Übung häufig am Tag oder als Block in 3 bis 4 Sätzen durch.

Mein Rat

Führen Sie die Übung zwischendurch aus, wenn Sie Ihren Kopf länger ruhig halten müssen.

Entlastung und Stabilisation 2

Die Übung ist gut geeignet, um Kopfschmerzen vorzubeugen oder zu lindern. Die Halswirbelsäule wird gestreckt, einseitig belastete Muskeln werden gedehnt, Wirbelkörper und Bandscheiben physiologisch mobilisiert. So verringert sich der Druck auf die Nerven.

2 Nehmen Sie eine stabile Sitzposition ein. Die Schultern sind entspannt, der Blick ist nach vorn gerichtet. Ziehen Sie den Kopf unter Beibehalten des nach vorn gerichteten Blickes in eine Doppelkinnposition.

- Halten Sie diese Position 1 bis 5 Sekunden lang bei mehrmaliger Wiederholung.
- Führen Sie diese Übung mehrmals täglich oder als Block in 3 bis 4 Durchgängen aus.

Steigerung 1

3 Der zusätzliche Druck beider Hände gegen den Hinterkopf oder Hals intensiviert die Übung.

Steigerung 2

4 Fortgeschrittene können ein Thera-Band® dazu verwenden, den Widerstand zu erhöhen. Bei korrekter Ausübung werden der Halswirbelsäule höchste Ansprüche an die Stabilität abverlangt. Lassen Sie sich deshalb genügend Zeit bei dieser Übung.

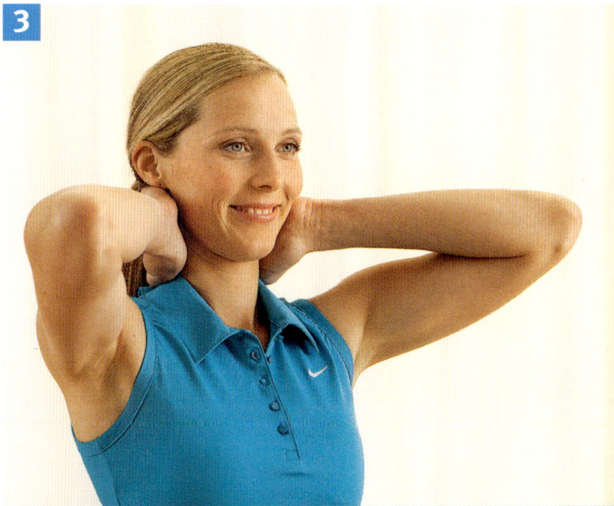

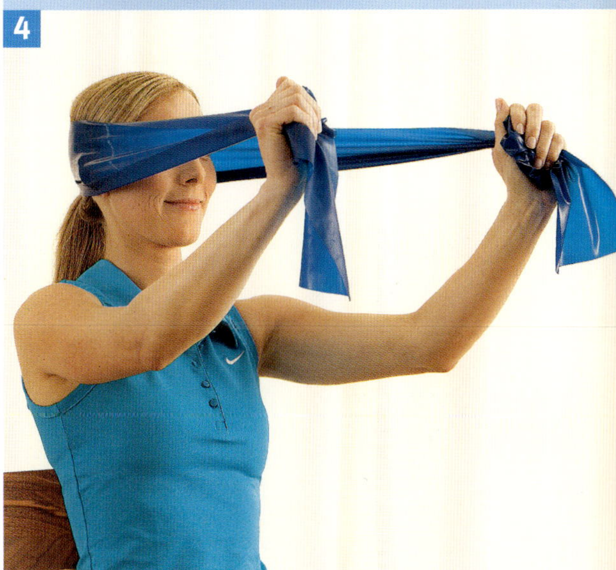

Stabilisation 2 (ohne Abbildung)

Die Stabilisation der vorderen Halsmuskulatur steht bei dieser Übung im Vordergrund.

- Wie so oft ist eine stabile Sitzposition bei der Ausführung der Übung sehr wichtig. Sie sitzen gerade, die gesamte Stützmuskulatur des Rumpfes ist angespannt, vornehmlich die Bauchmuskulatur. Die Schultern sind entspannt, der Blick ist nach vorn gerichtet.
- Ziehen Sie den Kopf unter Beibehaltung des nach vorn gerichteten Blickes in eine Doppelkinnposition. Legen Sie beide Hände als Schale geformt an die Stirn. Geben Sie mit Ihren Händen Druck gegen die Stirn.
- Halten Sie diese Position 20 bis 30 Sekunden lang bei mehrmaliger Wiederholung.
- Führen Sie die Übung mehrmals täglich oder als Block in 3 bis 4 Sätzen aus.

Die Kräftigungsübungen für die Brustwirbelsäule

Frontheben (im Sitzen)

Bevor Sie mit dieser Übung beginnen, erwärmen Sie die Nacken- und Schultermuskeln, indem Sie die Schultern einige Male kreisen. Ziel der Übung ist die Kräftigung der Brustwirbelsäule und des gesamten Schultergürtels.

1 Sie sitzen aufrecht auf einem Stuhl. Rumpf- und Bauchmuskeln sind angespannt. Der Rücken ist gerade, der Blick geht geradeaus. Die Brustwirbelsäule wird stark gestreckt, die Hanteln liegen auf den Oberschenkeln. Führen Sie nun die Hanteln bei fast gestreckten Armen abwechselnd vor der Schulter bis in Kopfhöhe nach oben. ◎

1 ◎

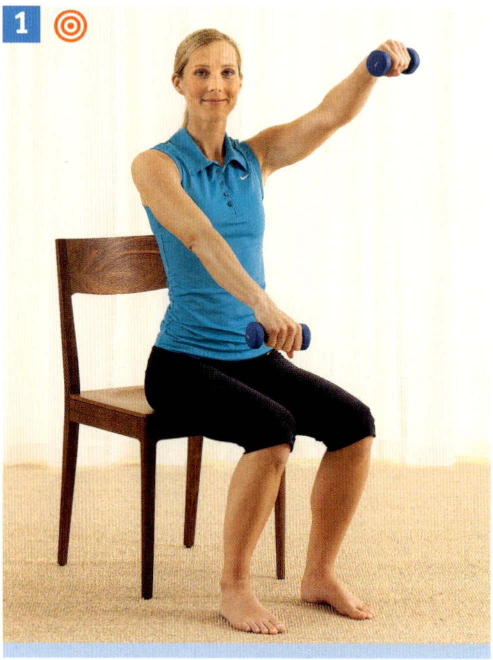

- Vermeiden Sie eine Mitbewegung des Oberkörpers bei der Bewegung sowie die Verlagerung des Oberkörpers nach vorn.
- Führen Sie 3 bis 4 Serien durch. Die Dauer der Pausen beträgt 1 bis 2 Minuten. Absolvieren Sie 15 bis 20 flüssige Wiederholungen ohne Pausen in der Bewegungsumkehr.

Die Kräftigungsübungen für die Lendenwirbelsäule

Seitstütz

Bei dieser Übung werden vor allem die Bauchmuskeln, der Rückenstrecker und der tiefe Lendenmuskel trainiert.

2 Gehen Sie in die stabile Seitlage, dann in den Ellenbogenstütz. Die Knie sind gebeugt, die Hüften sind maximal gestreckt. ◎

3 Drücken Sie sich nun aus dem Ellenbogenstütz so weit wie möglich von der Matte weg. Sie können den Bewegungsablauf flüssig mit oder ohne Pause in der Bewegungsumkehr gestalten. Achten Sie jedoch stets auf eine korrekte Bewegungsausführung. ◎

- Absolvieren Sie 3 bis 4 Serien. Die Dauer der Pausen beträgt etwa 60 Sekunden. Führen Sie je nach Trainingszustand 15 bis 20 dynamische Wiederholungen aus.

Steigerung

4 Die Übung lässt sich auch mit langem Hebel ausführen. ◎

- In diesem Fall sind Hüften und Kniegelenke maximal gestreckt.

Die Kräftigungsübungen für die Brustwirbelsäule

Frontheben (im Sitzen)

Sie sitzen aufrecht auf einem Stuhl. Rumpf und Bauchmuskeln sind angespannt. Der Rücken ist gerade, der Blick geht geradeaus. Die Brustwirbelsäule wird stark gestreckt, die Hanteln liegen auf den Oberschenkeln. Führen sie nun die Hanteln bei fast aus. gestrecken Armen abwechselnd vor der Schulter bis in Kopfhöhe nach oben.

2

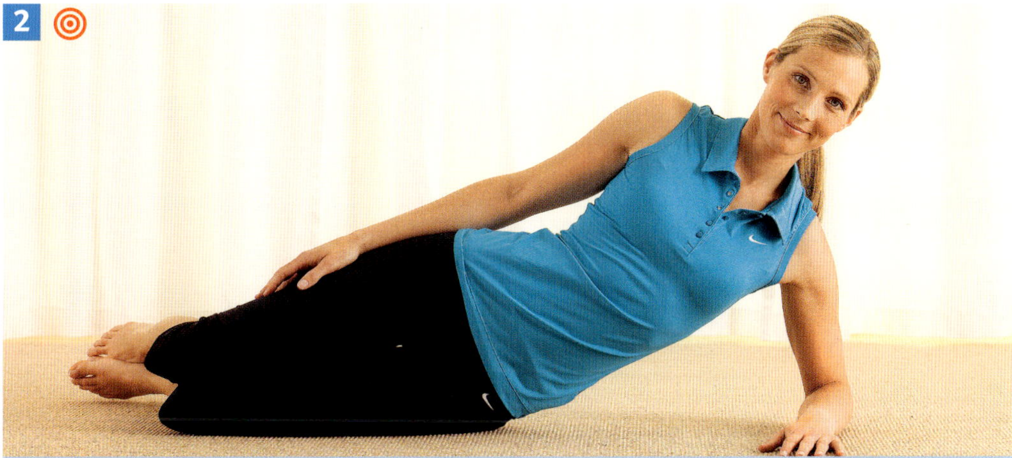

3

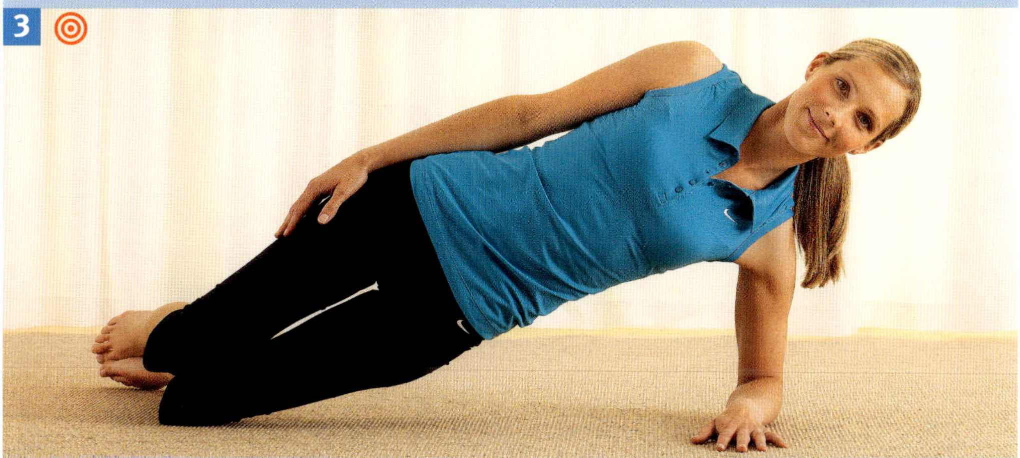

4

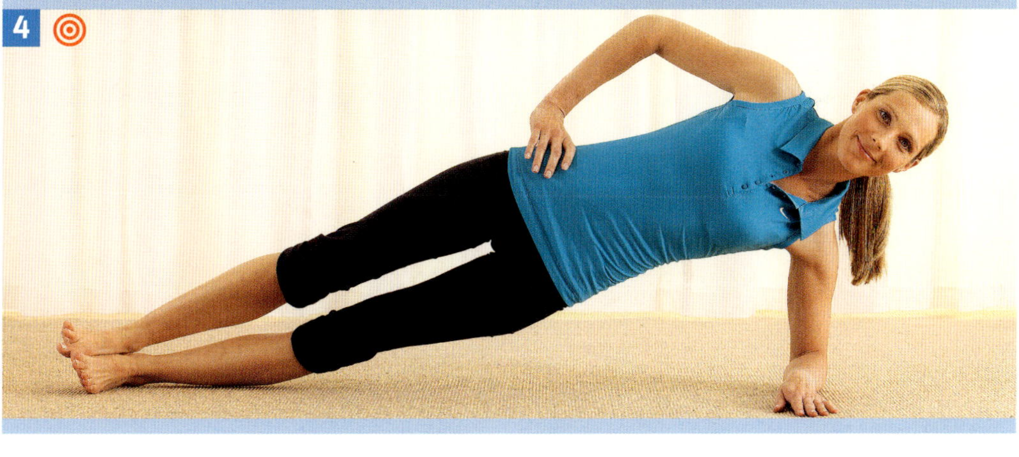

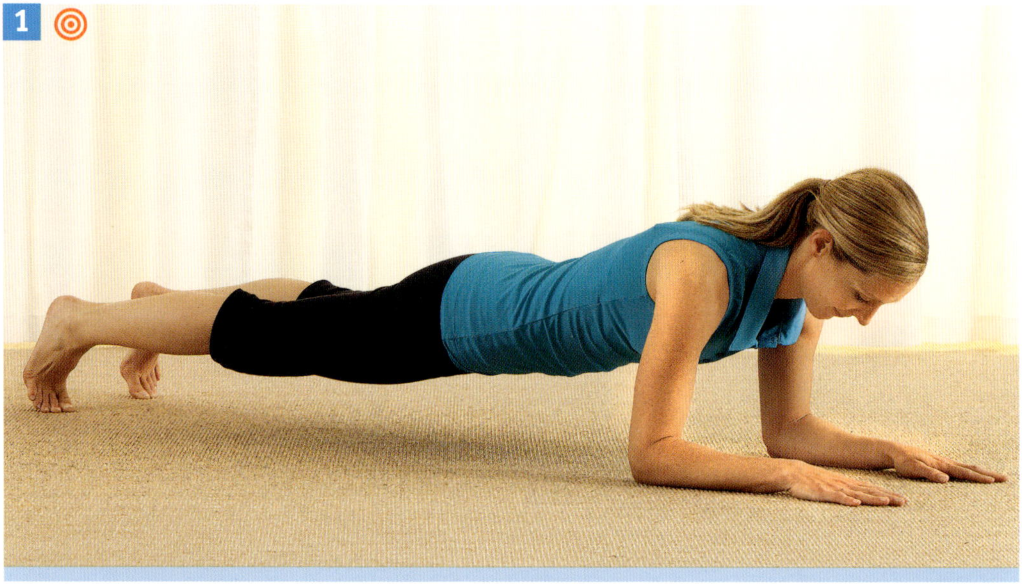

Gesamtstabilisation

Nur Übungen wie diese, bei denen Technik, Koordination und Kraft innerhalb eines komplexen Bewegungsablaufs trainiert werden, schützen effektiv vor Überlastungen.

1 Sie befinden sich im Unterarmstütz, die Beine sind gestreckt und etwa beckenbreit auf der Matte im Zehenstand positioniert. ◎ Rumpf- und Bauchmuskeln sind angespannt.

- Drücken Sie sich nun mit den Ellenbogen von der Unterlage weg.
- Die Übung lässt sich dynamisch oder statisch ausführen. Die Aufrechterhaltung der Ganzkörperspannung für etwa 5 Sekunden ist wichtig, dann erst erfolgt die Bewegungsumkehr.
- Die Übung ist als Block in 2 bis 3 Serien mit 10 bis 12 Wiederholungen auszuführen, die Dauer der Pausen beträgt 60 Sekunden.

Variation: Die Übung lässt sich auch halb schräg an einer Wand ausüben.
Steigerung: Das zusätzliche Anheben eines Beines intensiviert die Übung.

Gerade Bauchmuskulatur

Bei dieser Übung werden die geraden Bauchmuskeln, der Brustkorb und das Becken miteinander verbunden trainiert. Die Abschwächung dieser Muskulatur zieht eine Verschlechterung der Wirbelsäulenstatik nach sich, Bandscheiben werden dadurch verstärkt belastet, die Zwischenwirbelgelenke vorzeitig verschlissen.

2 In Rückenlage sind beide Beine angewinkelt, die Fersen drücken auf die Matte. Die Zehenspitzen zeigen nach oben, der Bauchnabel ist nach innen gezogen.

2

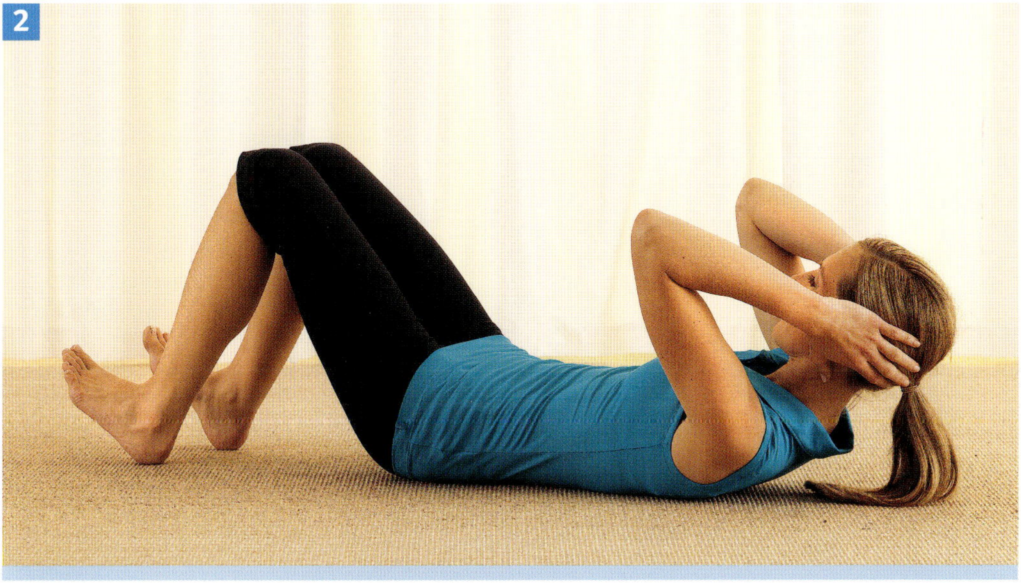

- Der Blick ist zur Decke gerichtet, die Hände befinden sich an den Schläfen, im Nacken oder verschränkt vor der Brust.
- Versuchen Sie nun, beim Ausatmen den Oberkörper aufzurollen. Dabei hebt sich ein Brustwirbel nach dem anderen von der Matte ab. Legen Sie den Kopf beim Abrollen in die Ausgangsposition nicht auf dem Boden bzw. der Matte ab. Die für die Übung wichtige Muskelspannung wird dadurch beibehalten.
- Wenn Sie müde werden, beenden Sie die Übung.
- Achten Sie auf eine stabile Ausgangsposition, indem Sie die Lendenwirbelsäule auf die Unterlage drücken.
- Beim Aufrollen des Oberkörpers vom Boden atmen Sie aus und beim Senken ein. Das erleichtert die Übung und vermeidet eine Pressatmung, die zu unerwünschten Blutdruckschwankungen führen kann.
- Führen Sie die Übung mit einer möglichst hohen Anzahl von bis zu 30 Wiederholungen aus.
- Wiederholen Sie die Übung nach einer 1- bis 2-minütigen Pause 3- bis 4-mal. Absolvieren Sie das Ganze 3-mal wöchentlich, vorzugsweise nach dem Aufwärmen und Dehnen.

Schräge Bauchmuskulatur

Bei dieser Übung werden die schrägen Bauchmuskeln, die Brustkorb und Becken miteinander verbinden, trainiert. Diese für die Stabilität des Muskelkorsetts wichtige Muskelgruppe übernimmt zwei Drittel der gesamten Arbeit der Bauchmuskulatur. Eine Abschwächung dieser Muskulatur bedeutet für die Bandscheiben und Gelenke der Lendenwirbelsäule eine erhebliche Belastung und frühzeitige Abnutzung.

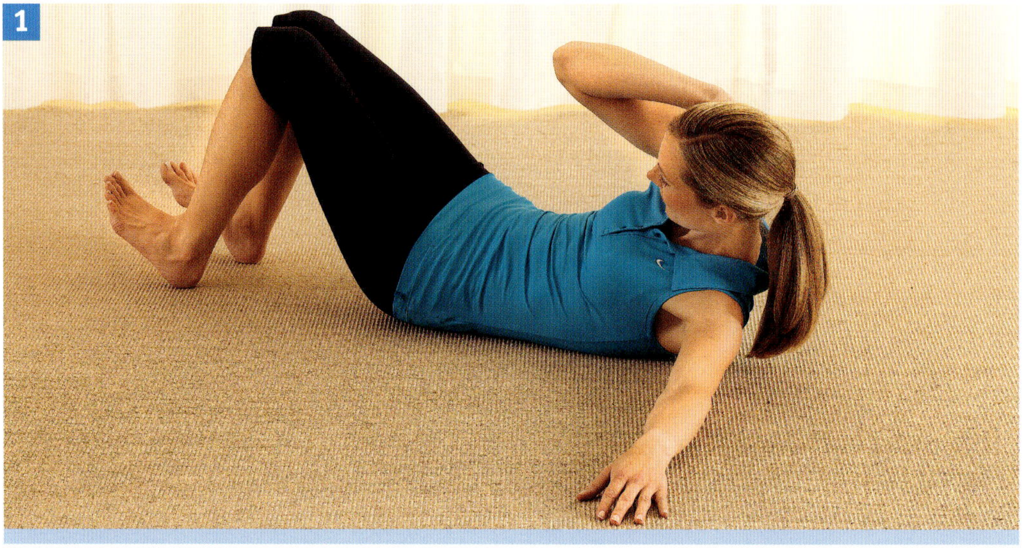

1 In Rückenlage stehen beide Beine angewinkelt mit Fersendruck auf der Matte. Die Fußspitzen zeigen nach oben, der Bauchnabel wird nach innen gezogen. Die rechte Hand stützt den Kopf, der linke Arm liegt in Schulterhöhe flach auf der Matte.

- Versuchen Sie, beim Ausatmen den Oberkörper diagonal aufzurollen. Die rechte Schulter bewegt sich in Richtung linkes Knie.
- Achten Sie auf ständige Muskelspannung, indem Sie den Kopf beim Senken in die Ausgangsposition nicht ganz abgelegen. Und drücken Sie die Lendenwirbelsäule in den Boden.
- Führen Sie die Übung mit einer möglichst hohen Anzahl von bis zu 30 Wiederholungen aus.
- Wiederholen Sie die Übung nach einer etwa 1- bis 2-minütigen Pause 3- bis 4-mal. Anschließend Seitenwechsel. Absolvieren Sie das Ganze 3-mal wöchentlich, vorzugsweise nach dem Aufwärmen und Dehnen.

Tiefe Bauchmuskulatur

Hier werden die tiefen Bauchmuskeln trainiert. Auch sie sind für eine harmonische Wirbelsäulenstatik wichtig.

2 Sie befinden sich in der Rückenlage, Hüften und Knie sind 90 Grad gebeugt. Der Kopf kann mit einer Rolle oder einem Kissen unterlagert werden. Halten Sie mit dem unteren Rücken Kontakt zur Unterlage. ◎

3 Rollen Sie nun das Becken nach oben, sodass sich der Po von der Unterlage abhebt. Ungeübte können sich ein Keilkissen oder die Hände unter den Po legen. Die Durchführung der Übung wird etwas einfacher, wenn Sie beide Hände neben den Hüften flach auf den Boden legen und sich mit ihnen abstützen. ◎

- Führen Sie 2 bis 3 Serien von bis zu 30 Wiederholungen aus. Die Dauer der Pause beträgt etwa 60 Sekunden.

2

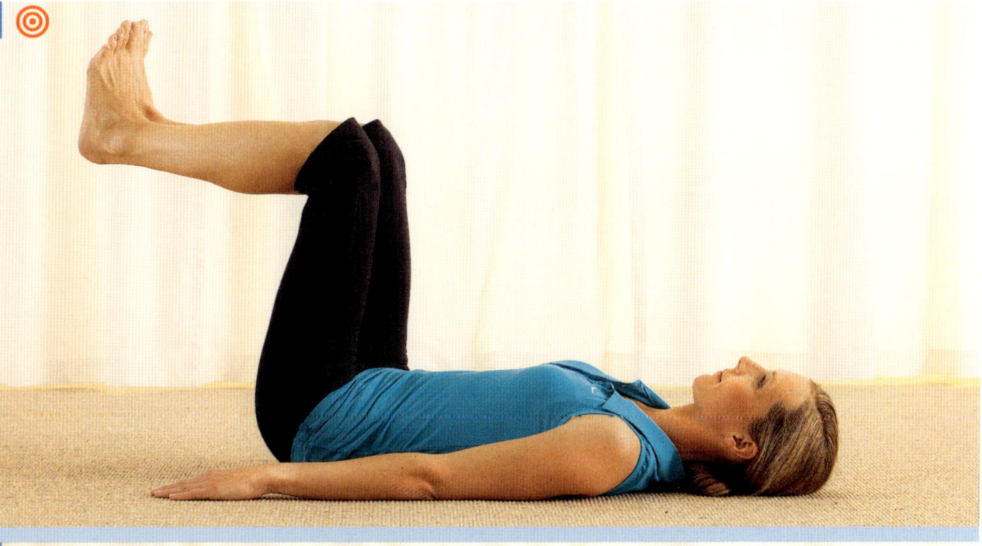

3

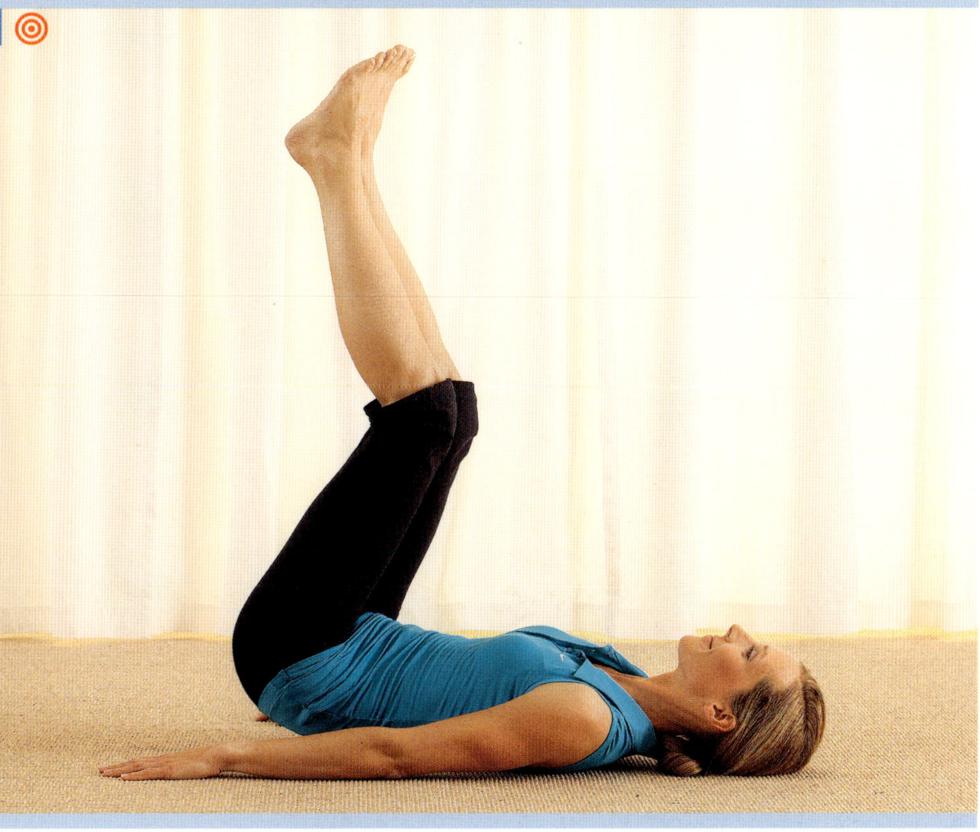

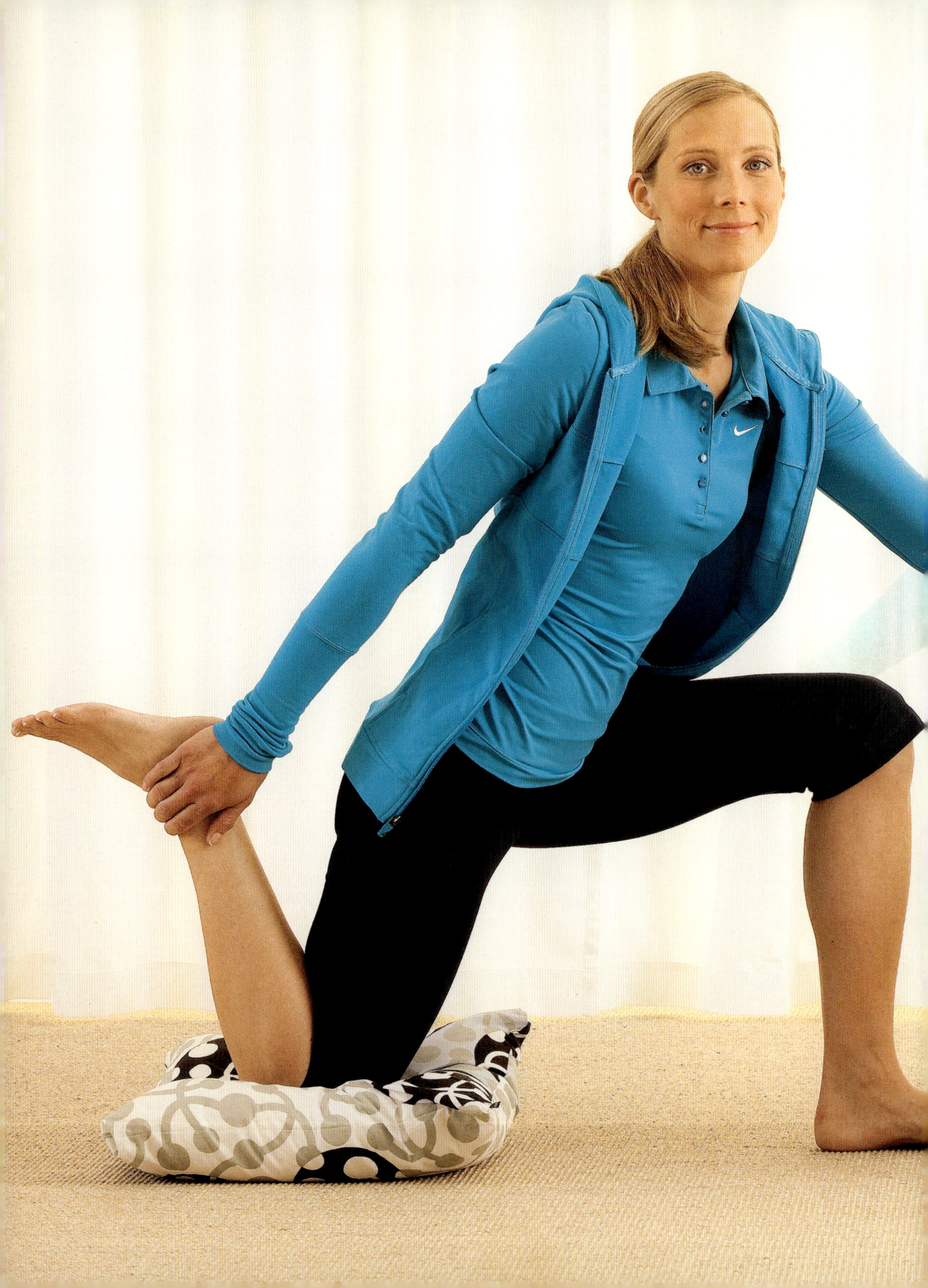

Osteoporose gezielt vorbeugen und lindern

Was heißt eigentlich »Osteoporose«? Was passiert dabei mit den Knochen? Welche Ursachen und Risikofaktoren gibt es? Wie hoch ist Ihr individuelles Risiko? Was macht der Arzt? Entscheidend für Vorbeugung und Behandlung ist auf jeden Fall – wie auch bei der Arthrose – ein ausgewogenes Bewegungstraining. So können Sie Ihr Wohlbefinden verbessern und Schmerzen lindern.

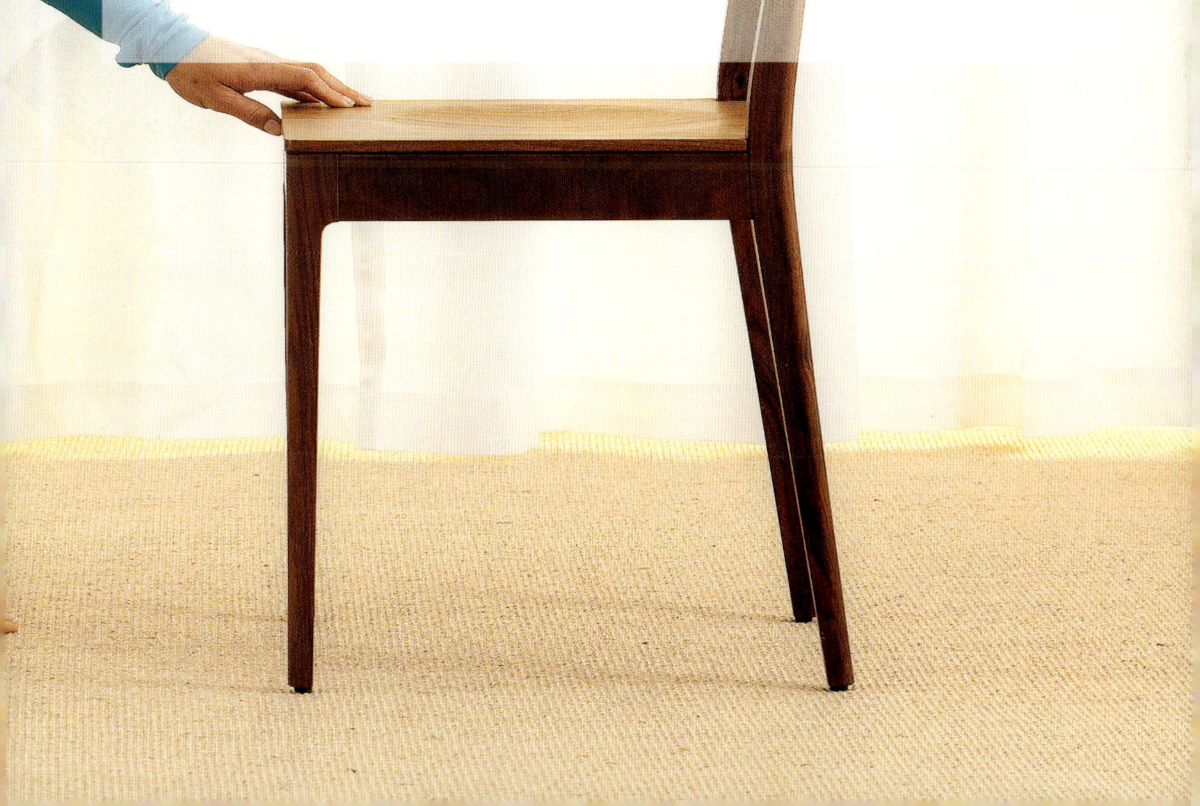

Was ist Osteoporose?

Die Osteoporose betrifft in erster Linie die Knochen und führt zu einem fortschreitenden Verlust an Knochenmasse und Substanz. Eine häufig verwendete Definition lautet: »Osteoporose ist eine Erkrankung, die durch eine niedrige Knochenmasse und eine Verschlechterung der Mikroarchitektur des Knochengewebes charakterisiert ist.« Dadurch kommt es zu einer erhöhten Knochenbrüchigkeit und zu einem gesteigerten Bruchrisiko.

Der Verlust der Knochenmasse

Der Name »Osteoporose« setzt sich aus den griechischen Worten »osteo« (Knochen) und »porose« (Höhlenbildung) zusammen. Allgemein ist bekannt, dass es bei jedem Menschen mit zunehmendem Alter zu vermehrt degenerativen, also abnutzenden Prozessen kommt. Ein gesunder Mensch verliert zwischen dem 40. und 70. Lebensjahr etwa ein Drittel seiner Knochenmasse. Beim alternden Menschen beträgt der Verlust an Knochenmasse pro Jahr etwa 1,0 Prozent. Dies ist der normale, altersbedingte Wert. Kommt es darüber hinaus zu einem erhöhten Verlust an Knochenmasse, liegt das Krankheitsbild der Osteoporose vor. Frauen sind mit 80 Prozent besonders betroffen, aber auch Männer erkranken immer häufiger.

Leider gibt es bei der Osteoporose keine Frühwarnsymptome, und die Krankheit wird häufig erst diagnostiziert, wenn der erste Knochenbruch aufgetreten ist. Ist bei Ihnen in der Vergangenheit ein Knochen gebrochen, ohne dass der Sturz oder Unfall entsprechend schwer war, empfehle ich Ihnen, einen Spezialisten aufzusuchen, der Sie hinsichtlich einer Osteoporose untersucht.

Die Formen der Osteoporose

Allgemein unterscheidet man zwischen einer lokalisierten und einer generalisierten Form der Osteoporose.

Bei der **lokalisierten Form** ist der Knochensubstanzverlust auf einen eng umschriebenen Bereich begrenzt.

Die **generalisierte Form** ist weit häufiger und bei ihr umfasst die Minderung der Knochenmasse das gesamte Skelettsystem.

Die Einteilung nach der Entstehung

Man unterscheidet zwischen einer primären und einer sekundären Osteoporose.

Bei der **primären Osteoporose** liegt die Ursache im Knochenstoffwechsel selbst, was in 95 Prozent der Fälle zutrifft. Die Fachliteratur unterscheidet die primäre Osteoporose in eine Typ-1- und in eine Typ-2-Osteoporose.

- Die Typ-1-Osteoporose wird als postmenopausale Osteoporose bezeichnet und tritt in den Wechseljahren der Frau um das 50. Lebensjahr auf. Ursache ist der Abfall und damit der Mangel der Sexualhormone, insbeson-

Der Osteoporose-Check

1. Leiden oder litten Ihr Vater oder Ihre Mutter an Osteoporose?
2. Sind Sie untergewichtig?
3. Haben Sie schon mehrere Knochenbrüche erlitten?
4. Nehmen Sie dauerhaft Medikamente ein?
5. Hat sich die Form Ihrer Wirbelsäule verändert?
6. Haben oder hatten Sie eine bösartige Krankheit?
7. Haben Sie chronische Rückenschmerzen?
8. Wurde bei Ihnen frühzeitig die Gebärmutter entfernt?
9. Trinken Sie viel Alkohol?
10. Bewegen Sie sich wenig?
11. Haben Sie über Jahrzehnte geraucht?
12. Hat Ihre Körpergröße in den letzten Jahren um mehr als vier Zentimeter abgenommen?

Auswertung: Wenn Sie von den zwölf Fragen vier mit Ja beantwortet haben, besteht ein deutlich erhöhtes Osteoporoserisiko. Lassen Sie sich von Ihrem Hausarzt beraten!

dere von Östrogen. Dies ist die häufigste Form der Osteoporose.

- Die Typ-2-Osteoporose wird auch senile Osteoporose genannt. Sie tritt erst in späteren Jahren auf, nach dem 70. Lebensjahr, und betrifft Männer und Frauen gleichermaßen.

Bei der **sekundären Osteoporose** ist die Ursache nicht primär im Knochenstoffwechsel zu suchen. Oft sind chronische Krankheiten der Nieren, der Verdauungsorgane oder der Leber verantwortlich. Meist werden hier durch Fehlfunktionen dieser wichtigen Organe der Mineralstoffwechsel (Calcium etc.) und die Vitaminverarbeitung gestört. Auch Krankheiten der Schilddrüse und die Zuckerkrankheit (Diabetes mellitus) können eine sekundäre Osteoporose verursachen.

Dünne und feste Knochen

Die Belastbarkeit des Knochens hängt nicht nur von seiner Dichte ab, sondern auch von einer ausgewogenen Knochenarchitektur. Sie muss widerstandsfähig und zugleich elastisch sein. Ein Hüftgelenk z. B. muss Lasten von über 250 Kilogramm tragen können. Der Hüftgelenkknochen muss Verdrehungen und Stauchbelastungen abfangen und abfedern. Daher ist auch die elastische Komponente gefordert. Beim Volleyballspielen oder Skifahren entstehen solche Belastungsspitzen, aber auch bei vielen täglichen Tätigkeiten.
Die Elastizität des Knochens wird hauptsächlich durch bindegewebeartige (kollagene) Substanzen erreicht. Wie Seile sind diese lamellenartig angeordnet und verbinden

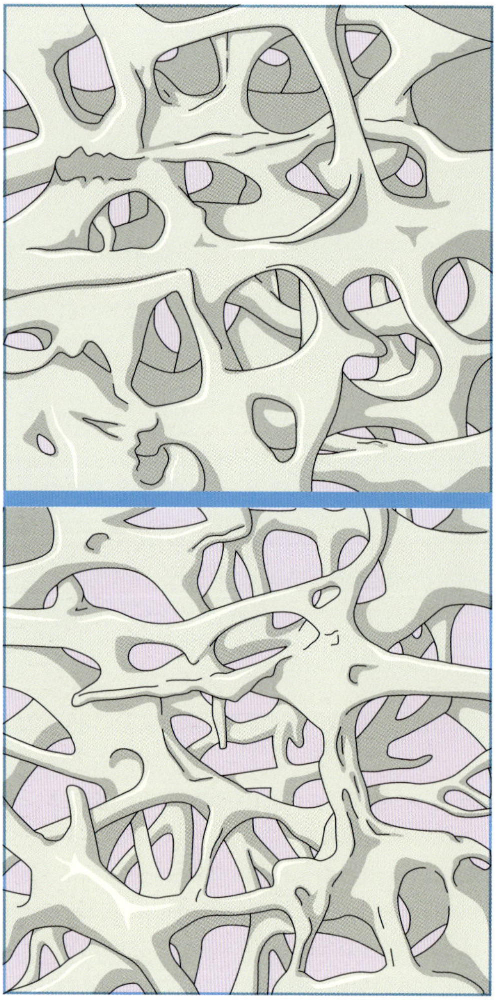

Knochen unter dem Mikroskop. Oben: gesunder Knochen. Unten: osteoporoserkranker Knochen

dazwischen feste, zementartige Kristalle aus Calcium und Phosphat. Andere Spurenelemente dienen der Festigung der Verbindung. Die Vitamine helfen bei der Umsetzung dieser stetigen Auf- und Abbauvorgänge.
Man kann sagen, dass die richtige Mischung aller Komponenten aus Elastizität, Festigkeit und Steifheit dem Knochen außergewöhnliche Eigenschaften verleiht.

Die Knochenbauweise

Mithilfe einer Röntgenaufnahme kann man die Bauweise des Knochens besser verstehen. Ein sogenannter kortikaler Knochen gleicht einem hohlen Rohr oder Stab. Der Oberschenkelknochen zählt dazu. Er ist kompakt, hart und sehr belastbar.
Die Wirbelkörper sind keine hohlen Knochen, sie sind schwammartig (spongiös) aufgebaut. Sie kennen eine solche Bauweise vom Brückenbau, wo durch filigranes Bauwerk eine perfekte Abstützung erreicht wird.
Betrachtet man einen Knochen unter dem Mikroskop, so stellt man fest, dass sich die Baulinien immer dem jeweiligen Belastungsprofil des Knochens anpassen. Damit ein Knochen belastbar ist und sich trotzdem als flexibel erweist, wird er ständig umgebaut. Diese Auf- und Abbauvorgänge laufen wie auf einer Baustelle nebeneinander her. Somit stellt die Oberfläche der Knochenbälkchen eine Art riesige Austauschfläche für Umbauvorgänge dar. Im spongiösen Knochen (z. B. Wirbelkörper) laufen solche Vorgänge bis zu zehnmal schneller als beim kortikalen (z. B. Oberschenkelhalsknochen).

Genetische Risikofaktoren

Man weiß heute, dass es viele genetische und erworbenen Risikofaktoren gibt, die für die Entstehung von Osteoporose verantwortlich

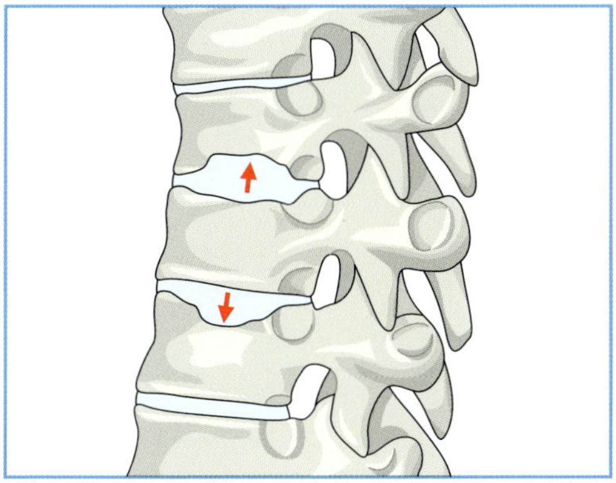

Wirbelkörpereinbrüche bei Osteoporose

sind. Die Ausprägung dieser Risikofaktoren und die Kombination untereinander erhöhen die Wahrscheinlichkeit, dass eine Osteoporose entsteht.
Man findet jedoch nicht immer einen adäquaten Grund für das Vorliegen einer Osteoporose. In diesem Fall spricht man von **idiopathischer Osteoporose**.

Es gibt einerseits Faktoren, die angeboren sind und daher nicht beeinflusst werden können. Andererseits scheinen die Risiken, für die wir selbst verantwortlich sind, im Vordergrund für das Auftreten von Osteoporose zu stehen.

Familiäre Belastung

- In Studien wurde z. B. festgestellt, dass bei nordeuropäischen Frauen, bei hellhäutigen Frauen oder bei allgemeiner erblicher Veranlagung, also wenn die Erkrankung schon mehrmals in der Familie beobachtet wurde, ein erhöhtes Risiko vorliegt.
- Bei der familiären Belastung muss insbesondere der Erbgang von der Mutter auf die Tochter beachtet werden. Sollte die Mutter z. B. häufig Knochenbrüche erleiden, ihre Körpergröße deutlich abgenommen haben oder sie sich einen Oberschenkelhalsbruch zugezogen haben, ist die Tochter mit großer Wahrscheinlichkeit ein Risikopatient und sollte sich untersuchen lassen.
- Prinzipiell ist nachgewiesen, dass sowohl die maximale Knochendichte als auch die spätere Knochenverlustrate genetisch vorprogrammiert sind. Wie stark und mit welcher Geschwindigkeit der genetisch bedingte Knochenschwund fortschreitet, ist zu einem kleineren Anteil aber nicht beeinflussbar.
- Bis zum 30. Lebensjahr überwiegt bei Frauen und Männern der Knochenaufbau. Zwischen dem 30. und 35. Lebensjahr befindet sich der Knochenumbau im Gleichgewicht. Nach der Menopause und dem dabei entstehenden Östrogenabfall nehmen statistisch gesehen bei Frauen die Knochenbrüche erheblich zu, bei Männern dagegen erst deutlich nach dem 75. Lebensjahr. Prinzipiell schreitet der Knochenschwund bei der Frau schneller voran als beim Mann.

Beeinflussbare Risikofaktoren

Da wir heute die Risikofaktoren, die zu einer Osteoporose führen, im Wesentlichen kennen, besteht die Möglichkeit, durch Vermeidung der Risikofaktoren – die nicht auf eine genetische Veranlagung zurückgehen – die Entstehung weitgehend zu verhindern.

Bewegungsmangel

Bei den beeinflussbaren Risikofaktoren steht der chronische Bewegungsmangel an erster Stelle. Bei fehlenden körperlichen Aktivitäten wird der Knochenstoffwechsel so reduziert, dass auch bei jungen bettlägerigen Patienten ein erhöhtes Knochenbruchrisiko besteht. Es kommt bei Inaktivität, z. B. durch eine länger andauernde Erkrankung, innerhalb von wenigen Monaten zu einer Minderung der Knochenmasse von bis zu 30 Prozent.

Das Osteoporose-Aktiv-Programm

Der wichtigste Faktor bei der Osteoporosevorbeugung ist daher die ausreichende regelmäßige und gezielte Bewegung. Damit die notwendigen Materialien in das Knochengerüst eingebaut werden können, muss sich der menschliche Körper regelmäßig bewegen. Bei der Bewegung übertragen Muskeln und Sehnen positive Reize auf den Knochen, die wiederum die Knochen dazu anregen, Knochenmasse aufzubauen, um dieser Belastung standhalten zu können. Knochen und Muskulatur bilden ein symbiotisches System.

Wer körperlich fit ist, kann sicher gehen, kann sich problemlos bücken und Dinge aufheben. Ein gesunder und aktiver Mensch neigt weniger zu Schwindel und beugt somit automatisch einem Sturz vor. Darüber hinaus zeigen Personen, die regelmäßig trainieren, eine deutlich verbesserte Erholungszeit bei einem Knochenbruch oder einer anderen Verletzung.

Mein Rat

Wenn Sie nur zwei- oder dreimal pro Woche 30 Minuten gezielte Osteoporosegymnastik ausführen, vermindern Sie die Wahrscheinlichkeit, an Osteoporose zu erkranken, um 50 Prozent. Wer schon an Osteoporose leidet, kann durch gezielte Bewegung die Beschwerden um die Hälfte reduzieren.

Auch wenn Sie im Büro oder zu Hause lange sitzen, sollten Sie zwischendurch immer wieder aufstehen und sich bewegen, um für den nötigen Ausgleich zu sorgen. Als Faustregel gilt: Wenn Sie 30 Minuten sitzen mussten, sollten Sie für 5 Minuten aufstehen, sich bewegen und dehnen.

Die optimalen Übungen

Für ein gezieltes Osteoporosetraining finden Sie eine Vielzahl an Übungen im »Aktiv-Programm für Ihre Gelenke« ab Seite 31.

Die mit ◎ gekennzeichneten Übungen sind speziell geeignet.

Rauchen

Uns allen ist klar, wie schädlich das Rauchen für unsere Organe ist. Viele Menschen jedoch wissen nicht, wie stark das Rauchen den Knochenstoffwechsel beeinflusst.

- Zum einen kommt es zu einer Verengung der Blutgefäße und somit zu einer Verschlechterung der Regenerationsfähigkeit und des Knochenanbaus.
- Zum anderen schädigt das Rauchen vor allem die Leber, was wiederum zu einer verminderten Aktivität des für die Knochen wichtigen Vitamins D führt.

- Durch Rauchen werden die Substanzen Cadmium und Blei gespeichert, was zu einer Schädigung des Knochens führt.
- Zudem kommt es zu einer Beeinträchtigung der Lungenfunktion und zu einer verminderten Sauerstoffaufnahme, was sich negativ auf den Aufbau der Knochenmasse auswirkt.

Eine junge rauchende Frau hat das gleiche Risiko, an Osteoporose zu erkranken, wie eine Frau nach der Menopause. Untersuchungen haben gezeigt, dass Raucherinnen im Durchschnitt 5 bis 10 Prozent weniger Knochenmasse haben als Nichtraucherinnen. 20 Prozent aller Oberschenkelhalsbrüche entstehen, weil der bzw. die Verunfallte raucht.

Wenn Sie dies lesen und mit dem Rauchen aufhören wollen, es aber bisher nicht geschafft haben, sollten Sie Ihren Arzt um Hilfe bitten. Es gibt Entwöhnungsprogramme sowie zahlreiche Hilfen wie Akupunktur und Hypnosebehandlung, bei denen Ihr Arzt als Berater und Ansprechpartner für Sie da ist.

Chronische Krankheiten

Chronische Erkrankungen des Magen-Darm-Trakts, der Lunge oder auch chronische, rheumatische Erkrankungen können über Jahre hinweg Osteoporose verursachen. Der Grund ist die durch die Krankheit notwendige langzeitige Einnahme von Cortisonpräparaten. Insbesondere Patienten mit rheumatischen Erkrankungen sind aufgrund der zunehmenden Bewegungseinschränkung in Kombination mit der Cortisoneinnahme gefährdet.

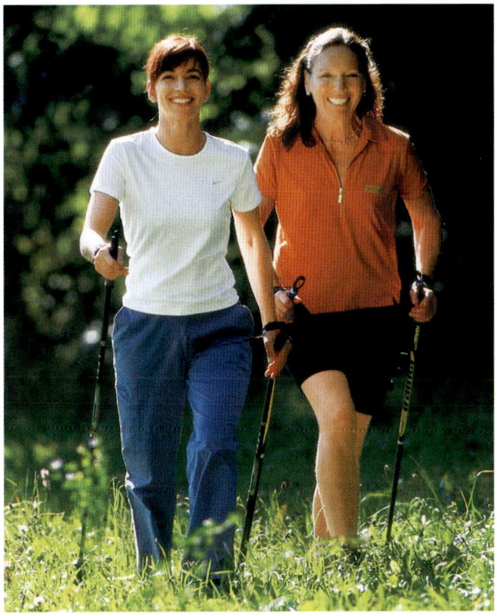

Nordic Walking ist eine ideale körperliche Belastung für Osteoporosepatienten.

- Medikamente, die Patienten mit bestimmten Lungenerkrankungen (z. B. chronische Bronchitis oder Lungenemphysem) brauchen, fördern die Entstehung von Osteoporose oder beeinflussen ihren Verlauf negativ.
- Bei der Zuckerkrankheit (Diabetes mellitus) führt der Insulinmangel zu einem erhöhten Knochenabbau in Verbindung mit einer Überproduktion des Kollagens. Das Ergebnis ist eine verminderte Knochengrundsubstanz. Besonders gefährdet sind die Patienten, die Tabletten einnehmen, und nicht die, die Insulin spritzen.
- Bei Patienten mit entzündlichen Darmerkrankungen (Morbus Crohn, Colitis ulcerosa) und durchgeführten Magenoperationen kommt es durch die verminderte Aufnahme

von Calcium und Vitamin D zu einer Mangelerscheinung, die zu einer Verringerung der Knochendichte führt. In diesem Fall müssen neben der Therapie der ursächlichen Krankheit ergänzend Vitamine und Mineralien eingenommen werden.

Gibt es Warnzeichen?

Osteoporose ist in der Regel eine schleichende Krankheit, bei der keine oder wenige Warnsignale erkennbar sind. Daher sollte jeder neben einer regelmäßigen Krebsvorsorge auch seine Knochen vorsorglich testen lassen. Die Knochendichtemessung ist die einzige Möglichkeit, eine Osteoporose im Anfangsstadium zu erkennen.

Wann sollten Sie die Knochendichte messen lassen?

- Nach der Menopause zur Vorsorge, auch wenn keine Beschwerden vorliegen
- Bei unklaren Rückenschmerzen
- Bei in der Vergangenheit aufgetretenen Knochenbrüchen
- Bei Gelenkerkrankungen, Bewegungseinschränkungen
- Bei Langzeiteinahme von Medikamenten (Cortison, Marcumar)
- Bei Schilddrüsenfehlfunktionen
- Nach einer Chemotherapie
- Bei chronischen Erkrankungen
- Nach einer lang andauernden Bettlägerigkeit

Auf die genetischen Risikofaktoren, die zu einer Osteoporose führen, wurde bereits hingewiesen. Sollten diese allein oder kombiniert bei Ihnen vorliegen, sollten Sie sich auf jeden Fall einer klinischen Untersuchung bei Ihrem Arzt und auch vorsorglich einem Osteoporosetest unterziehen.
Das Gleiche gilt, wenn Sie sich in der Vergangenheit einen Oberschenkelhalsbruch zugezogen haben oder allgemein sehr leicht zu Knochenbrüchen neigen. Auch Zahnausfall und Kieferschwund können Frühsymptome einer Osteoporose sein. Bei diesen Beschwerden ist es wichtig, frühzeitig einen Facharzt aufzusuchen.

Wichtig – die frühzeitige Diagnose

Wie bei den meisten Erkrankungen ist Früherkennung und Vorsorge entscheidend. Es leuchtet ein, dass es leichter ist, Knochenbrüche zu verhindern, als einen gebrochenen Knochen wiederherzustellen. Die heutzutage gängigen diagnostischen Verfahren der Knochendichtemessung sind für den Patienten kaum belastend.
Ihr Arzt wird Sie gerne und ausführlich beraten, welche Diagnosemethoden (z. B. DXA-Methode, quantitative Computertomografie, Ultraschalluntersuchung, Röntgenaufnahmen, Blut- und Urintests) bei Ihnen sinnvoll sind. Und er wird mit Ihnen – wenn nötig – die für Sie infrage kommenden Behandlungsstrategien ausführlich besprechen (z. B. Ernährungsumstellung, Hormonersatztherapie, Medikamente, Pulsierende Signaltherapie etc.).

Stichwortverzeichnis

Hilfreiche Adressen

- Deutsche Arthrose-Hilfe e.V.
  Postfach 11 05 51
  60040 Frankfurt
  www.arthrose.de
- Deutsche Gesellschaft für Orthopädie und orthopädische Chirurgie (DGOOC)
  Langenbeck-Virchow-Haus
  Luisenstraße 58/59
  10117 Berlin
  www.dgooc.de
- Deutsche Schmerzhilfe e.V.
  Sietwende 20
  21720 Grünendeich
  www.schmerzinfos.de
- Klinikum Starnberg
  Oswaldstraße 1
  82319 Starnberg
- Kuratorium Knochengesundheit e.V.
  Leipziger Straße 6
  74889 Sinsheim
  Service-Telefon: 072 61/92 17–0
  (Mo.–Fr. 8.30–12.30 Uhr)
  www.osteoporose.org
- München Airport Klinik
  Zentrum für arthroskopische Chirurgie
  Terminalstraße 18
  Flughafen, Terminal 1, Ebene 3
  85356 Flughafen
  www.orthopaedie-flughafen.de

Empfehlenswerte Literatur

Bartl, Reiner: Kursbuch Osteoporose. Südwest Verlag 2007

Fisseler, Eckhard/Messing, Norbert/Ulmer, Günter: Arthrose. Nietsch Verlag 2007

Höfler, Heike: Das tut den Knien gut. BLV 2010

Rümelin, Alexander: Kursbuch Arthrose. Südwest Verlag 2003

Ringe, Johann D.: Osteoporose Dialog – 100 Fragen, 100 Antworten. Thieme Verlag 2008

Sulzberger, Margit/Fessel, Jaqueline: Osteoporose-Kochbuch. AT Verlag 2002

Thoman, Klaus-Dieter: Wirksame Hilfe bei Arthrose. Trias 2003

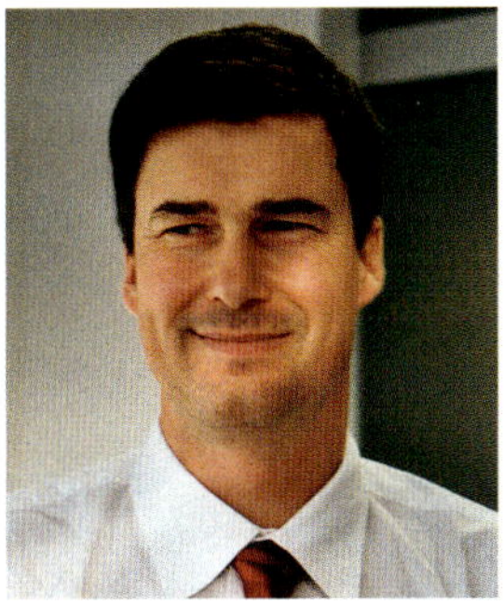

Über den Autor

Dr. med. Christian Jessel ist Facharzt für Orthopädie, Sportmedizin und Chirotherapie.
Er gründete Ende 1999 zusammen mit Rüdiger Neitzel die orthopädische Praxisgemeinschaft des Ärztezentrums im München Airport Center (MAC). Während seiner zehnjährigen aktiven Zeit als Bundesliga-Tennisspieler absolvierte er sein Medizinstudium an der Heinrich-Heine-Universität in Düsseldorf. Nach seiner operativen Basisausbildung in der Unfallchirurgie wechselte er an die orthopädische Universitätsklinik München, an der er seine umfangreichen Fachkenntnisse auf orthopädischem und sportwissenschaftlichem Gebiet erlange. In dieser Zeit betreute er als Turnierarzt u. a. den Grand Slam Cup der weltbesten Tennisspieler. An der Universitätsklinik in München galt im Rahmen seiner wissenschaftlichen Arbeit sein Hauptaugenmerk der experimentellen Arthroseforschung, die sich insbesondere mit dem Knorpelwachstum befasste.
Weitere Infos: www.orthopaedie-flughafen.de

Bibliographische Information der Deutschen Nationalbibliothek

Die Deutsche Nationalbibliothek verzeichnet diese Publikation in der Deutschen Nationalbibliografie; detaillierte bibliografische Daten sind im Internet über http://dnb.d-nb.de abrufbar.

3., neu bearbeitete Auflage, Neuausgabe

BLV Buchverlag GmbH & Co. KG
80797 München

Bildnachweis:
Alle Fotos von Ulli Seer, außer: Fath, Bethel: S. 15; Kracke, Susanne: S. 24; Mizaikoff, B.: S. 7; Sigmed: S. 21; Grafiken: Jörg Mair

Wir danken der Firma Zeitraum-Möbel, Wolfratshausen, für ihre freundliche Unterstützung bei der Fotoproduktion.

Umschlagfotos: Vorderseite: jump fotoagentur/ Martina Sandkuehler; Rückseite: Ulli Seer
Lektorat: Dr. Christiane Lentz, Maritta Kremmler
Herstellung: Ruth Bost
DTP: Satz+Layout Peter Fruth GmbH, München

Gedruckt auf chlorfrei gebleichtem Papier
Printed in Germany
ISBN 978-3-8354-0692-6

Hinweis
Das vorliegende Buch wurde sorgfältig erarbeitet. Dennoch erfolgen alle Angaben ohne Gewähr. Weder Autor noch Verlag können für eventuelle Nachteile oder Schäden, die aus den im Buch vorgestellten Informationen resultieren, eine Haftung übernehmen.

Hilfe zur Selbsthilfe: Übungen, die Wunder wirken

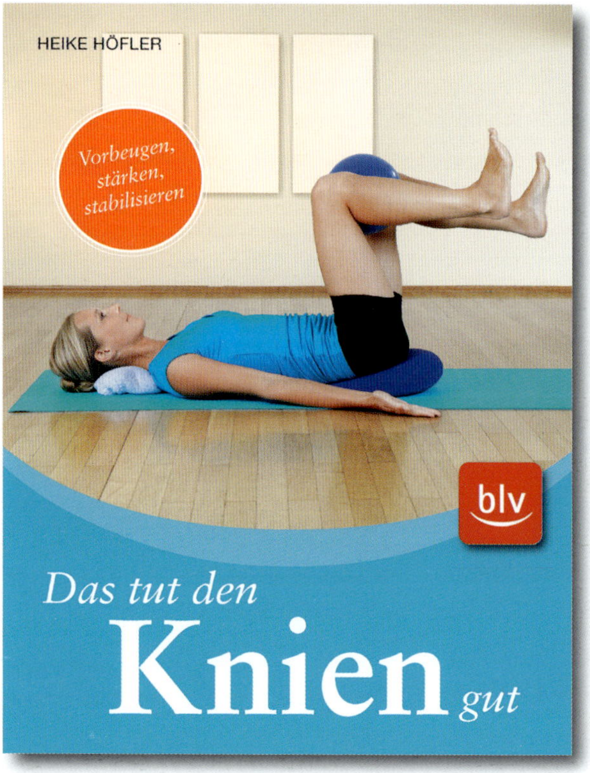

Heike Höfler
Das tut den Knien gut
Die Funktion des Kniegelenks verstehen und der Arthrose wirksam vorbeugen · Einfache Übungen mit Thera-Band®, Redondo-Ball, Balance Pad & Co. · Mobilisieren, Kräftigen, Dehnen, Gleichgewichtsschulung · Guter Rat für einen kniefreundlichen Alltag.
ISBN 978-3-8354-0621-6

Bücher fürs Leben. blv